影/像/报/告/书/写/一/点/通

MRI诊断报告书写技巧

周 军 范国光 主编

U0389843

化学工业出版社

·北京·

图书在版编目（CIP）数据

MRI 诊断报告书写技巧/周军，范国光主编. —北京：
化学工业出版社，2015.8（2024.6重印）
（影像报告书写一点通）
ISBN 978-7-122-24448-2

Ⅰ.①M⋯　Ⅱ.①周⋯②范⋯　Ⅲ.①核磁共振成象-
报告-写作　Ⅳ.①R445.2

中国版本图书馆 CIP 数据核字（2015）第 141527 号

责任编辑：赵玉欣　　　　　　　　　文字编辑：王新辉
责任校对：程晓彤　　　　　　　　　装帧设计：关　飞

出版发行：化学工业出版社（北京市东城区青年湖南街 13 号　邮政编码 100011）
印　　装：中煤（北京）印务有限公司
787mm×1092mm　1/16　印张 11¼　字数 280 千字　2024 年 6 月北京第 1 版第 6 次印刷

购书咨询：010-64518888（传真：010-64519686）　售后服务：010-64518899
网　　址：http://www.cip.com.cn
凡购买本书，如有缺损质量问题，本社销售中心负责调换。

定　　价：**49.90 元**

编写人员名单

主编

周　军　范国光

副主编

黄立新　牛　昊　刘　屹

编写人员（依姓氏笔画为序）

王　晋　王　悦　王丰哲　牛　昊　卞胜昕

白　硕　张　亚　曲　源　刘　学　刘　屹

范国光　罗　实　周　军　陶乙宣　黄立新

谢海涛

前　言

影像诊断报告书写是影像科医师日常工作的主要内容。影像报告是患者进行影像学检查所获得的最终结果，是临床医生为患者选择和制定临床治疗方案的重要参考。

一份规范的诊断报告应清楚写明检查设备、检查技术或程序，清晰展现出诊断者全面的观察和正确的诊断思路等。诊断报告能反映医学影像诊断的质量，诊断报告的规范化是医学影像诊断质量控制的前提。因此，熟悉并掌握影像诊断报告书写的原则及具体步骤非常重要，可最大限度避免误诊与漏诊，从而保证诊断质量。

《MRI 诊断报告书写技巧》以全身各系统为主线，全面覆盖临床常见多发病和部分少见病，在每章开头给出了典型影像层面的正常影像解剖图，方便读者将正常影像解剖与疾病影像进行对比学习；具体到某种疾病，设置了"临床线索""检查方法""MRI 征象""报告范例""报告技巧与提示"共五个栏目。特别值得一提的是，"报告范例"栏目采用结合临床案例给出影像报告的形式，为读者完整再现影像诊断及报告的过程。这是一本既可规范影像专业学生影像诊断报告书写，又可培养其影像诊断思维的参考书。适于医学影像专业学生、研究生，影像科室和临床科室低年资医师参考阅读。

在本书编写过程中，得到了中国医科大学附属第一医院、沈阳市第四人民医院临床工作一线的中青年专家的鼎力支持和帮助，在此谨向他们表示衷心的感谢。

范国光
2015 年 9 月

目 录

第一章　MRI 诊断报告书写基础知识 / 1

一、MRI 检查报告需包含哪些项目？ ········· 1
二、一份高质量的 MRI 检查报告需满足的
　　条件 ·· 1
三、MRI 检查报告书写中经常出现的问题 ····· 3

第二章　中枢神经系统疾病 MRI 诊断报告书写技巧 / 4

第一节　中枢神经系统读片基础 ············ 4
　一、影像解剖基础 ························· 4
　二、正常报告书写要点及示范 ··········· 4
第二节　脑血管病 ·························· 5
　一、脑梗死 ································ 5
　二、脑出血 ································ 7
　三、脑动脉瘤 ····························· 12
　四、皮质下动脉硬化性脑病 ············· 12
　五、脑血管畸形 ························· 14
第三节　脑肿瘤 ··························· 18
　一、脑膜瘤 ································ 18
　二、胶质类肿瘤 ························· 19
　三、髓母细胞瘤 ························· 20
　四、垂体瘤 ································ 25

　五、颅咽管瘤 ····························· 27
　六、松果体瘤 ····························· 30
　七、听神经瘤 ····························· 30
　八、脑转移瘤 ····························· 31
第四节　颅脑损伤 ························· 33
　一、脑挫裂伤 ····························· 33
　二、弥漫性脑损伤 ······················· 34
　三、硬膜外血肿 ························· 34
　四、硬膜下血肿（积液） ··············· 36
第五节　颅内感染性疾病 ················· 38
　一、颅内化脓性感染 ····················· 38
　二、颅内结核 ····························· 41
　三、脑囊尾蚴病 ························· 42

第三章　脊髓疾病 MRI 诊断报告书写技巧 / 44

第一节　脊髓读片基础 ···················· 44
　一、影像解剖基础 ························· 44
　二、正常报告书写要点及示范 ··········· 46
第二节　椎管内肿瘤 ······················· 46

第四章　头颈部疾病 MRI 诊断报告书写技巧 / 50

第一节　头颈部读片基础 ·················· 50
　一、眼眶影像解剖基础 ··················· 50
　二、正常报告书写要点及示范 ··········· 52
　三、颈部影像解剖基础 ··················· 52
　四、正常报告书写要点及示范 ··········· 53
第二节　眼眶疾病 ························· 53

　一、眶内炎性假瘤 ······················· 53
　二、眶内血管瘤 ························· 54
　三、眶内皮样囊肿 ······················· 55
　四、泪腺多形性腺瘤 ····················· 56
第三节　耳疾病 ··························· 57
　一、中耳乳突炎 ························· 57

二、胆脂瘤 ……………………… 60
第四节 鼻、咽喉疾病 …………………… 61
　　一、鼻窦炎 ……………………… 61
　　二、鼻窦癌 ……………………… 63
　　三、上颌窦囊肿 ………………… 65
　　四、鼻咽癌 ……………………… 66
　　五、喉癌 ………………………… 68
第五节 口腔疾病 ………………………… 69

一、腮腺炎 ………………………… 69
二、腮腺多形性腺瘤 ……………… 70
三、颌骨牙源性囊肿 ……………… 71
第六节 甲状腺疾病 ……………………… 72
　　一、结节性甲状腺肿 …………… 72
　　二、甲状腺腺瘤 ………………… 73
　　三、甲状腺癌 …………………… 74
第七节 颈动脉体瘤 ……………………… 75

第五章　呼吸系统疾病的 MRI 诊断报告书写技巧 / 77

第一节 呼吸系统读片基础 ……………… 77
　　一、影像解剖基础 ……………… 77
　　二、正常报告书写要点及示范 … 77
第二节 中央型肺癌 ……………………… 78

第三节 纵隔肿瘤 ………………………… 78
　　一、前纵隔肿瘤 ………………… 78
　　二、后纵隔肿瘤 ………………… 79
第四节 先天性支气管囊肿 ……………… 81

第六章　循环系统疾病的 MRI 诊断报告书写技巧 / 82

第一节 循环系统读片基础 ……………… 82
　　一、影像解剖基础 ……………… 82
第二节 冠状动脉硬化性心脏病 ………… 83
第三节 心肌病 …………………………… 83

一、扩张型心肌病 ………………… 83
二、肥厚型心肌病 ………………… 84
第四节 主动脉夹层 ……………………… 85

第七章　消化系统疾病 MRI 诊断报告书写技巧 / 88

第一节 消化系统读片基础 ……………… 88
　　一、影像解剖基础 ……………… 88
　　二、正常报告书写要点及报告示范 … 91
第二节 肝 ………………………………… 91
　　一、原发性肝癌 ………………… 91
　　二、肝脏转移癌 ………………… 92
　　三、肝血管瘤 …………………… 94
　　四、局灶性结节增生 …………… 94
　　五、肝腺瘤 ……………………… 96
　　六、肝囊肿 ……………………… 96
　　七、肝硬化 ……………………… 97
　　八、肝脓肿 ……………………… 98
第三节 胆道 ……………………………… 99
　　一、胆管囊肿 …………………… 99
　　二、胆囊结石 …………………… 100

三、肝内胆管结石 ………………… 101
四、胆总管结石 ………………… 102
五、胆管炎 ……………………… 103
六、胆囊良性肿瘤 ……………… 104
七、胆囊癌 ……………………… 105
八、胆管癌 ……………………… 105
第四节 胰腺 ……………………………… 107
　　一、胰腺炎 ……………………… 107
　　二、胰腺癌 ……………………… 109
第五节 脾脏 ……………………………… 110
　　一、脾淋巴瘤 …………………… 110
　　二、脾转移瘤 …………………… 110
　　三、脾血管瘤 …………………… 111
　　四、脾囊肿 ……………………… 113
　　五、脾梗死 ……………………… 114

第八章　泌尿、生殖系统疾病 MRI 诊断报告书写技巧 / 115

第一节 泌尿、生殖系统读片基础 ……… 115
　　一、影像解剖基础 ……………… 115

二、正常报告书写要点及示范 … 115
第二节 肾疾病 …………………………… 116

一、肾结核 ————————— 116
二、肾囊肿 ————————— 117
三、多囊肾 ————————— 118
四、肾癌 ——————————— 119
五、肾盂癌 ————————— 120
第三节 膀胱癌 ——————————— 122
第四节 肾上腺疾病 ————————— 124
一、肾上腺腺瘤 ————————— 124
二、肾上腺嗜铬细胞瘤 —————— 124
第五节 前列腺疾病 ————————— 125

一、前列腺增生 ————————— 125
二、前列腺癌 —————————— 126
第六节 子宫疾病 —————————— 128
一、子宫肌瘤 —————————— 128
二、子宫癌 ——————————— 128
第七节 卵巢疾病 —————————— 132
一、卵巢囊肿 —————————— 132
二、卵巢畸胎瘤 ————————— 133
三、卵巢癌 ——————————— 134

第九章 乳腺疾病的MRI诊断报告书写技巧 / 136

第一节 乳腺读片基础 ———————— 136
正常报告书写要点及示范 ————— 137
第二节 乳腺增生 —————————— 137

第三节 乳腺纤维腺瘤 ———————— 139
第四节 乳腺癌 ——————————— 141

第十章 骨与关节MRI诊断报告书写技巧 / 143

第一节 骨与关节读片基础 —————— 143
一、MRI的应用价值与限度 ———— 143
二、影像解剖基础 ———————— 143
三、正常报告书写要点及示范 —— 150
第二节 骨折 ———————————— 151
一、隐匿骨折 —————————— 151
二、脊柱压缩骨折 ———————— 152
第三节 椎间盘突出 ————————— 153
第四节 股骨头缺血坏死 —————— 154
第五节 骨髓炎 ——————————— 156
一、急性化脓性骨髓炎 —————— 156
二、慢性化脓性骨髓炎 —————— 156
第六节 骨关节结核 ————————— 158
一、长管状骨结核 ———————— 158

二、脊椎结核 —————————— 159
三、关节结核 —————————— 160
第七节 骨肿瘤 ——————————— 161
一、骨血管瘤 —————————— 161
二、骨巨细胞瘤 ————————— 162
三、骨肉瘤 ——————————— 163
四、骨髓瘤 ——————————— 164
五、转移性骨肿瘤 ———————— 165
第八节 软组织疾病 ————————— 167
一、半月板损伤 ————————— 167
二、韧带与肌腱损伤 ——————— 168
第九节 软组织肿瘤 ————————— 169
一、血管瘤 ——————————— 169
二、脂肪瘤 ——————————— 170

第一章

MRI 诊断报告书写基础知识

一、MRI 检查报告需包含哪些项目？

① MRI 检查一般资料，包括患者姓名、性别、年龄、科别、门诊号/住院号、MRI 检查号、检查日期、报告日期、检查部位等。

② MRI 检查所见。

③ MRI 检查印象诊断及建议。

④ 书写报告与审核报告医师签名及盖章。

二、一份高质量的 MRI 检查报告需满足的条件

（1）观察 MRI 片质量是否合格　包括常规扫描序列图像、定位像、照片连续性、扫描范围及各种伪影，如不合格，不予书写报告。

① 人体正常组织在 T_1 加权像（T_1WI）、T_2 加权像（T_2WI）上的信号特点（表 1-1-1）。

表 1-1-1　正常组织信号特点

	T_1WI	T_2WI
水	低	高
脑白质	稍高	稍低
脑灰质	稍低	稍高
骨皮质	低	低
骨髓质	稍高	稍低
脂肪	高	高
脑膜	低	低
流空血管	低	低

② 病理组织在 T_1WI、T_2WI 上的信号特点（表 1-1-2）。

③ 如何区分 T_1WI、T_2WI：看水的信号；看脑灰质、脑白质、肌肉信号；看扫描参数；看片子标注。

（2）一般资料（尤其是患者姓名、性别、年龄、检查方法、检查部位等）　信息齐全、填写准确，并与申请单和所阅 MRI 片上的信息相一致。仔细阅读申请单，了解检查目的、相关临床资料、病史等，临床资料与病史不全时，应询问申请医生或患者、患者家属相关资料及病史，若为随诊复查病例，应查阅既往 MRI 片与诊断报告。

（3）MRI 检查所见的相关描述注意

表 1-1-2　病理组织信号特点

	T_1WI	T_2WI
水肿	低	高
含水囊肿	低	高
瘤节	低	高
亚急性血肿	高	高
钙化	低	低
脂肪	高	高
胆固醇	中、高	高
甘油三酯	高	低

① 说明有无临床所疑疾病的表现或征象，回答临床疑问。

② 发现异常改变时，要重点叙述病变的部位、数目、大小、形态、边缘、各序列信号情况及与相邻结构的关系，在 MRI 增强扫描时，准确描述病变各期强化特点。

③ 要简明扼要地描述片中所见的应当提及的正常结构，这表明诊断医师已经注意这些部位，可以避免漏诊。

④ 随诊复查患者应与原片对比，写明是否有变化。

⑤ 当由于病人原因而不能行标准方法检查时，在描述开始时应予以说明。

（4）MRI 检查印象诊断及建议

① 当 MRI 检查表现未见异常时，应为"正常"或"未见异常"。

② 当遇到病变时，具体分为以下几种情况。

a. 定位诊断、定性诊断（如炎症、肿瘤、退变、转移等）明确。

b. 定位诊断明确、定性诊断不确定时，应写明病变部位，指明病变性质待定或按可能性大小列出数种可能诊断，并提出进一步检查（其他影像学检查、增强扫描、实验室检查等）的建议。

c. 诊断意见应按照病变危急与重要程度依次排列，应与检查所见的描述一一对应，既不能互相矛盾，又不能有遗漏。

③ 常用的建议有以下几种。

a. 详查 XX 病或除外 XX 病：根据影像学表现发现可能存在与临床诊断不一致的其他疾病时使用。

b. 进一步 XX 检查：提示临床医生使用对诊断的某些方面更有力的检查方法以完善诊断或鉴别诊断。无论阳性诊断或阴性诊断病例，都可以通过恰当地使用敏感性和特异性更高的检查方法使诊断进一步明确，避免错漏。

c. 进一步增强扫描：提示临床医生使用对比增强方法显示病变血流动力学方面的特点以利于完善诊断或鉴别诊断。

d. 结合临床：在临床病史不详细或临床医生具有更专业知识或病史资料的情况下，请临床医生综合分析临床资料和影像表现做出判断。

e. 对比旧片：如果复诊病人不能提供全面的旧片资料且临床医生可能掌握病人情况更多时，提示临床医生对比旧片作出更准确的对比分析。

f. 定期复查：在某些检查存在不明显病变（随时间推移可能变得明显）被遗漏的可能性或所怀疑疾病具有动态变化特点时，提示临床医生嘱患者定期复诊重新检查，以确定或排除疾病诊断。应根据不同情况明确注明适当的复查时间。对于某些阴性诊断结果尤其有意义。

（5）书写报告与审核报告医师签名及盖章

① 审核报告医师签名应当为手写签名，盖章清晰。

② 审核报告医师原则上要求年资高于书写报告医师，应逐一复审报告书各项内容，无误后，签字盖章，并送交登记取片室。

③ 登记取片室工作人员在病人或家属领取照片和诊断报告书时，还应再次复核申请单、MRI 片所示病人姓名、性别、年龄、检查号、检查部位和检查项目的一致性，无误后方可发放。

（6）影像诊断报告要求用计算机打印　不具备打印条件的单位，书写时要求字迹清楚、字体规范、不得涂改，禁用不标准简化字和自造字。书写时要使用医学专用术语，要语句通畅、逻辑性强，并且要正确运用标点、符号。

三、MRI 检查报告书写中经常出现的问题

① 报告中一般资料（患者姓名、性别、年龄、科别、门诊号/住院号、MRI 检查号、检查日期、报告日期、检查方法、检查部位等）信息与申请单和（或）所阅 MRI 片不符，这时需要查明原因，并及时改正错误信息，否则会引起不必要的麻烦。

② 书写报告时没有阅读申请单，不了解临床医生要求及患者病史，或强行书写质量不合格的 MRI 片，都极易造成误诊或漏诊。

③ 在 MRI 检查所见一栏，诊断医师只满足对明显病变（或重要部位和器官）的发现，忽视了其他不明显病变（非重要部位和器官）；描述异常表现时，出现诊断性术语，造成检查所见与诊断相混淆。

④ MRI 印象诊断及建议一栏，诊断与检查所见相互矛盾，或有遗漏，或疾病的名称不符合规定，有错别字、漏字及左、右写反，这些都会导致严重后果。

⑤ 书写报告与审核报告医师签名及盖章不全、不清。

第二章

中枢神经系统疾病
MRI 诊断报告书写技巧

第一节　中枢神经系统读片基础

一、影像解剖基础

见图 2-1-1。

二、正常报告书写要点及示范

（1）报告书写要点　分别对脑实质、脑室、脑沟、脑裂、中线进行描述，注意脑实质信

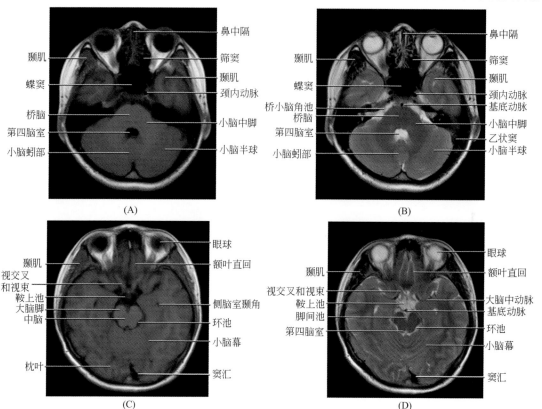

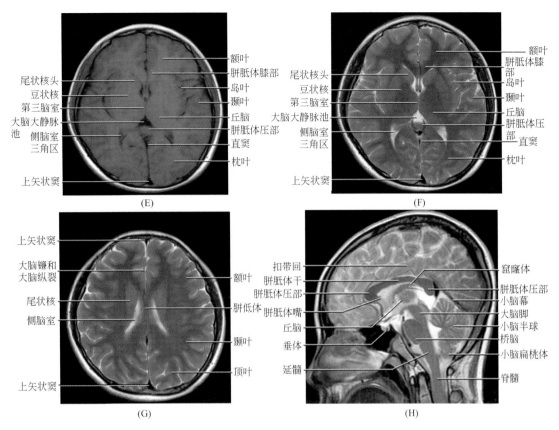

图 2-1-1 中枢神经系统 MRI 影像解剖

号变化，脑室大小变化，脑沟、脑裂宽度变化及中线结构有无移位。

（2）报告示范 大脑、中脑、小脑及脑干信号未见异常，诸脑室大小、形态正常；脑沟、脑裂未见异常，中线结构居中。

第二节 脑 血 管 病

一、脑梗死

【临床线索】

① 主观症状为头痛、头晕、恶心、呕吐、失语。

② 脑神经症状为双眼向病灶侧凝视、中枢性面瘫、延髓性麻痹，如饮水呛咳和吞咽困难。

③ 躯体症状为肢体偏瘫、偏身感觉减退、步态不稳、肢体无力、大小便失禁等。

④ 病人多有糖尿病、高血压病史。

【检查方法】

头颅 MRI 平扫。

【MRI 征象】

① 超急性期（小于6h）：常规 MRI 检查常阴性。弥散加权成像（DWI）呈高信号，灌

注成像呈低灌注状态。

② 急性期（6～72h）：T_1WI 低信号，T_2WI 高信号。弥散加权成像仍呈高信号。缺血性脑梗死可继发出血，MRI 表现为在脑梗死异常信号基础上出现出血的异常信号。

③ 亚急性期（3～10 天）：MRI 表现同急性期，但此期弥散加权成像可呈低信号，灌注成像呈低灌注。直到亚急性期才出现强化，典型者表现为梗死区脑回样强化。

④ 慢性期（11 天以后）：T_1WI 低信号，T_2WI 高信号，近似脑脊液信号。弥散加权成像呈低信号。

⑤ 两种特殊类型脑梗死：

a. 腔隙性脑梗死：一般指脑深部小的穿通动脉供血区域的小的缺血性梗死灶，好发于丘脑、内囊、半卵圆中心等。症状和体征因梗死的部位、大小和多少而异。MRI 一般要在血管源性水肿出现之后才有阳性发现，通常呈圆形或椭圆形长 T_1、长 T_2 信号。最大径一般不超过 1cm。

b. 出血性脑梗死：脑梗死可继发出血，MRI 表现为在脑梗死的异常信号基础上出现出血的信号。

【报告范例 1】

报告书写： DWI 上见右颞叶片状高信号影，常规 T_1WI 及 T_2WI 显示不清。诸脑室大小、形态正常，脑沟、脑裂未见异常，中线结构居中（图 2-2-1）。

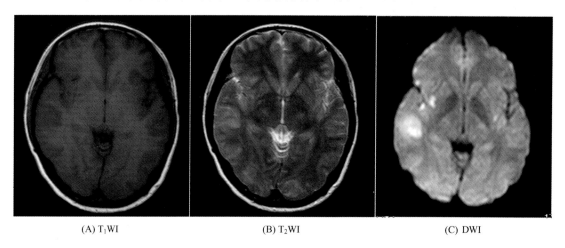

(A) T_1WI (B) T_2WI (C) DWI

图 2-2-1 超急性期脑梗死

【报告范例 2】

报告书写： 左侧脑室旁可见斑片状长 T_1、长 T_2 信号影，DWI 上呈低信号，左侧岛叶、颞叶体积减小，左侧大脑外侧裂及邻近脑沟增宽加深。磁共振血管成像（MRA）示左侧大脑中动脉水平段以远未见显示。大脑中线结构居中（图 2-2-2）。

【报告范例 3】

报告书写： 双侧基底节、双侧脑室旁见多发点状、斑点状长 T_1、长 T_2 信号影，FLAIR 上部分病灶呈高信号。诸脑室稍增大，脑沟、脑裂增宽加深，中线结构居中（图 2-2-3）。

【报告范例 4】

报告书写： 右侧颞叶、枕叶见大片状稍长 T_1、稍长 T_2 信号影，边界不清，内信号不

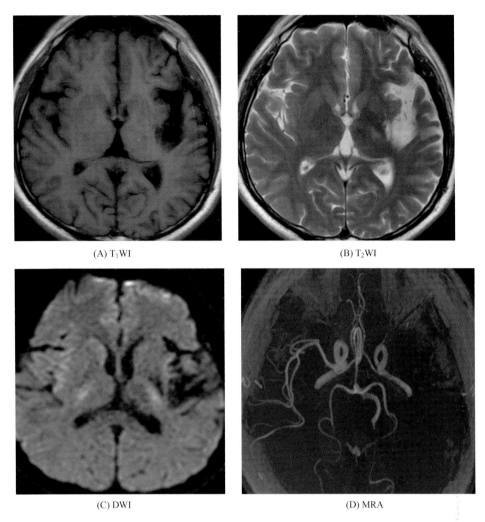

(A) T$_1$WI

(B) T$_2$WI

(C) DWI

(D) MRA

图 2-2-2　慢性期脑梗死

均，可见多发条片状短 T$_1$ 信号影，右侧脑室略受压改变。DWI 右侧颞叶、枕叶病灶呈片状高信号改变（图 2-2-4）。

【报告技巧与提示】

　　超急性期（小于 6h），常规 MRI 常阴性，DWI 显示高信号，ADC 呈暗区，基本上可确定超急性期脑梗死。另 MRI 灌注成像（PWI）也是超急性期脑梗死首选的影像学检查方法。CT 血管成像（CTA）、MRIA 均可显示颈动脉及椎基底动脉系统较大血管的异常。慢性期梗死灶信号接近于脑脊液信号，而且边界清楚时，可称之为软化灶。有时大面积梗死时脑血管反衬出现线状短 T$_1$，长 T$_2$ 信号影，不要误认为合并脑出血，应注意病灶形态及走行予以鉴别。

二、脑出血

【临床线索】

　　① 脑出血系颅内血管病变、坏死、破裂引起。

　　② 出血的原因随发病年龄而异，儿童和青壮年以脑血管畸形出血多见，中老年以动脉

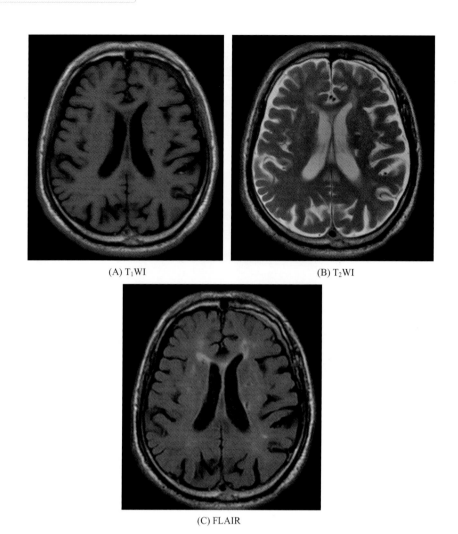

(A) T₁WI   (B) T₂WI

(C) FLAIR

图 2-2-3　腔隙性脑梗死

瘤破裂出血或高血压性脑出血最常见。其中高血压是成年人脑实质内出血最常见和最主要的原因，动脉瘤破裂是蛛网膜下腔出血最常见的原因。

③ 大多数脑出血患者有头痛、高血压病史，起病突然，发病时患者常感剧烈头痛、头昏，继之恶心、呕吐，并逐渐出现一侧肢体无力、意识障碍等。蛛网膜下腔出血发病时患者常突感剧烈头痛，继之呕吐，可出现意识障碍或抽搐，脑膜刺激征往往阳性。脑脊液血性。

【检查方法】

头颅 MRI 平扫。

【MRI 征象】

① 出血信号：超急性期（6h 内）T₁WI 呈等或略低信号，T₂WI 呈高信号；急性期（6~72h）T₁WI 呈等信号，T₂WI 呈低信号；亚急性期（4 天~1 个月）T₁WI 呈高信号，T₂WI 呈高信号；慢性期（1 个月~数年）血肿信号由中央开始向周边逐渐减低，T₂WI 上病灶外围可见低信号环。当血肿完全液化形成囊腔时在 T₁WI 上呈低信号，T₂WI 上呈高信号。

② 脑实质及脑室内出血：出血灶周围有水肿，伴或不伴占位效应。高血压性脑内出血

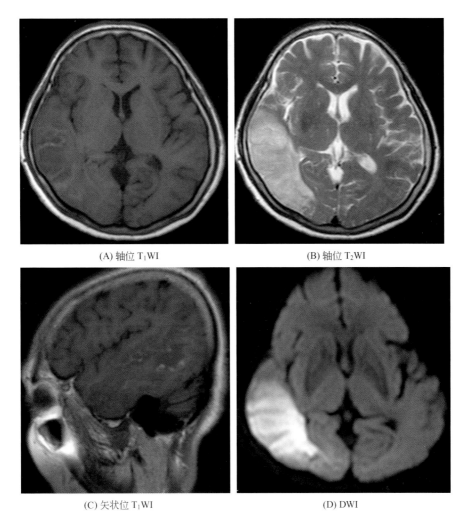

| (A) 轴位 T₁WI | (B) 轴位 T₂WI |
| (C) 矢状位 T₁WI | (D) DWI |

图 2-2-4 出血性脑梗死

依次好发于壳核、外囊区、丘脑等，其中近半数可破入脑室。脑室内出血可以形成铸型。

③ 蛛网膜下腔出血：急性蛛网膜下腔出血 MRI 常无明显阳性发现，亚急性期可见沿蛛网膜下腔分布的 T_1WI、T_2WI 高信号影。

【报告范例 1】

报告书写：急性期左侧基底节可见斑片状 T_1WI 稍低信号、T_2WI 低信号影，周围可见长 T_1、长 T_2 信号水肿带；亚急性期左侧基底节可见斑片状 T_1WI 及 T_2WI 高信号影，周围长 T_1、长 T_2 信号水肿带较急性期吸收；慢性期左侧基底节可见斑片长 T_1、长 T_2 信号影，T_2WI 上病灶周围可见低信号环（图 2-2-5）。

【报告范例 2】

报告书写：大脑纵裂后部、右侧颞部颅板下可见沿脑表面分布的条状短 T_1、短 T_2 信号。脑室系统大小、信号未见异常，中线结构居中（图 2-2-6）。

【报告技巧与提示】

① 脑内出血根据不同时期出血的特征性 MRI 表现可以做出明确诊断。要进一步鉴别出血原因则需要密切结合病史、出血的部位和形态、血肿周围结构的改变等。高血压性脑内出

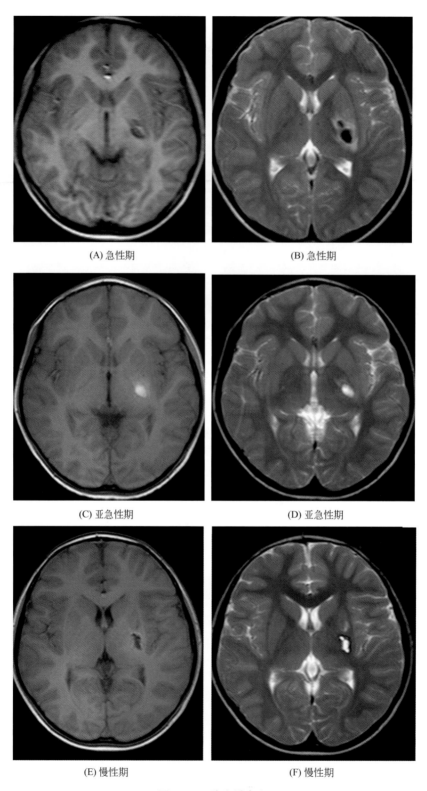

(A) 急性期　　　　　　　　　　　　　　(B) 急性期

(C) 亚急性期　　　　　　　　　　　　　(D) 亚急性期

(E) 慢性期　　　　　　　　　　　　　　(F) 慢性期

图 2-2-5　脑实质出血

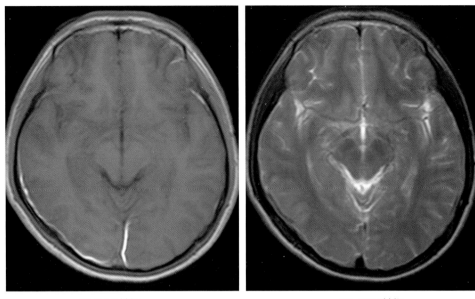

(A) T$_1$WI 轴位   (B) T$_2$WI 轴位

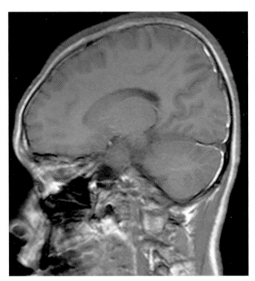

(C) T$_1$WI 矢状位

图 2-2-6　蛛网膜下腔出血

血依次好发于壳核、外囊区、丘脑等，其中近半数可破入脑室。脑动静脉畸形破裂后形成的血肿位置一般较表浅，形态及 MRI 信号与其他原因所致的血肿相似，可根据在血肿内或血肿旁发现异常血管而明确诊断。

　　② 见到沿蛛网膜下腔分布的 T$_1$WI、T$_2$WI 高信号可以作出蛛网膜下腔出血的诊断，在明确蛛网膜下腔出血的同时，MRIA 还有助于动脉瘤的检出。

　　③ 对于脑内血肿的诊断及分期，MRI 要优于 CT。CT 对急性期蛛网膜下腔出血的诊断较 MRI 敏感，但是 MRI 对诊断亚急性期蛛网膜下腔出血优于 CT。

三、脑动脉瘤

【临床线索】

① 脑动脉瘤可分为囊形和梭形，囊形多见。

② 囊形动脉瘤好发于中年人，形成的主要原因是血流压力、冲击使颅内较大动脉管壁发生变性，形成局部囊状膨出，好发于脑底动脉环和大脑中动脉分叉处。

③ 梭形动脉瘤好发于老年人，系严重的动脉粥样硬化所致局部动脉血管梭形扩张，腔内常有血栓形成，好发于椎基底动脉系统。

④ 动脉瘤未破裂时常无症状，部分病例可有癫痫、头痛、神经压迫症状等表现，破裂出血则出现蛛网膜下腔出血、脑内血肿相应症状。

【检查方法】

头颅 MRI 平扫及增强、头颅 MRA。

【MRI 征象】

① 动脉瘤信号：未破裂的囊形动脉瘤信号表现与动脉瘤内血流速度、有无血栓形成及血栓形成时间有关。无血栓的动脉瘤在 T_1WI、T_2WI 上均呈无信号流空影，边界较清楚，增强呈明显均一强化；有血栓者 T_1WI、T_2WI 上均为混杂信号，增强后瘤壁和残余瘤腔明显强化，而附壁血栓不强化，形成靶征；完全血栓化的动脉瘤平扫可呈等信号，无强化。

② 直接征象：T_1WI、T_2WI 上见圆形或椭圆形无信号或混杂信号区，同时见到载瘤动脉。

③ 间接征象：动脉瘤破裂时常合并蛛网膜下腔出血。

【报告范例】

报告书写：左侧大脑纵裂内可见类圆形低信号血管影，直径约为 1cm，增强后可见明显强化。MRIA 见左侧大脑中动脉远端平大脑纵裂水平可见球形高密度影（图 2-2-7）。

【报告技巧与提示】

① 书写报告时描写瘤体位置、形状、大小及有无血栓，MRA 显示 5mm 以上的动脉瘤较好，CTA 有利于小动脉瘤的发现。脑血管造影（DSA）是诊断动脉瘤的金标准，但完全血栓化的动脉瘤 DSA 不能显示而 CT、MRI 可显示。此外，DSA 不能显示血管及瘤腔外的改变，应配合应用上述检查方法。

② 一些较大的动脉瘤，尤其是在动脉瘤内充满血栓时，在书写结论时要与不同病变鉴别。位于颅后窝者要与脑膜瘤、听神经瘤等鉴别；位于脑内时需与胶质瘤、室管膜瘤等鉴别；在鞍旁需与垂体瘤、脑膜瘤、颅咽管瘤鉴别。

四、皮质下动脉硬化性脑病

【临床线索】

多见于老年人，常有高血压病、糖尿病、冠心病等病史。患者逐渐出现记忆力减退、表情淡漠、注意力不集中、计算力下降、行走和动作迟缓，并呈进行性发展。晚期可有尿失禁、肢体瘫痪等。

【检查方法】

头颅 MRI 平扫。

【MRI 征象】

① 双侧脑室前后角旁或周围脑白质呈对称样晕样长 T_1、长 T_2 信号，边界不清。

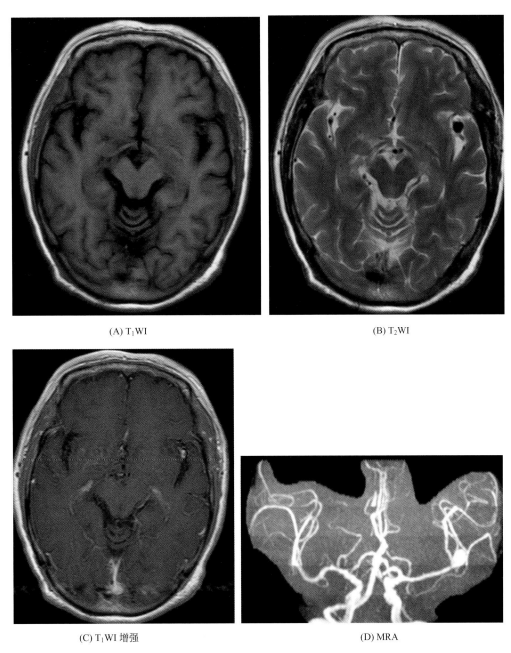

(A) T$_1$WI

(B) T$_2$WI

(C) T$_1$WI 增强

(D) MRA

图 2-2-7　脑动脉瘤

② 双侧基底节、丘脑、半卵圆中心区、脑干常伴有多发腔隙性脑梗死。

③ 脑实质弥漫性萎缩改变。

【报告范例】

报告书写：双侧半卵圆中心、侧脑室旁、脑干、胼胝体可见大小不等的点片状长 T$_1$、长 T$_2$ 信号影。双侧侧脑室前后角旁见片状长 T$_2$ 信号。脑室增宽，脑沟、脑裂加深，中线结构居中（图 2-2-8）。

【报告技巧与提示】

MRI 显示脱髓鞘及小腔隙性梗死灶较 CT 优越，可以查出 CT 不能显示的微小病灶和轻

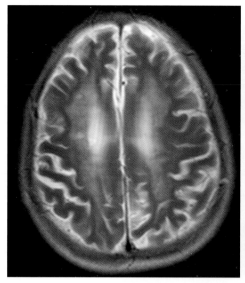 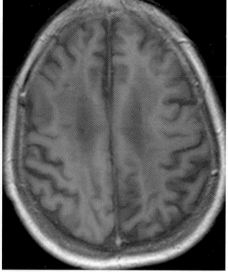

(A) T₂WI 横断位

(B) T₁WI 横断位

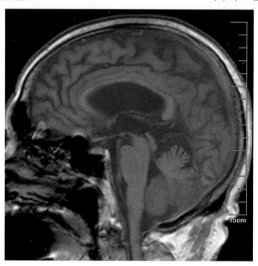

(C) T₁WI 矢状位

图 2-2-8　皮质下动脉硬化性脑病

微脱髓鞘改变。

五、脑血管畸形

【临床线索】

　　较常见的血管畸形包括动静脉畸形（AVM）、毛细血管畸形、静脉畸形和海绵状畸形。多无临床症状，部分病人可表现为头痛、抽搐或局灶性功能障碍表现，偶有以出血就诊（海绵状血管瘤多见）。

【检查方法】

　　头颅 MRI 平扫、增强及 MRA。

【MRI 征象】

　　① AVM：多发生于大脑中动脉分布区的脑皮质。在 T₁WI、T₂WI 上典型表现为具有

较大供血动脉、引流静脉的一团蜂窝状无或低信号区，畸形血管可呈匍行粗细不均管形或卵圆形无信号影。

② 毛细血管畸形：好发于脑干、大脑半球和脊髓。平扫大部分病灶在 T_1WI 和 T_2WI 上呈等信号而无异常发现。增强后部分扩张毛细血管可呈边界不清的点彩状或花边状强化。扩张的毛细血管在磁敏感成像（SWI）上呈低信号。

③ 静脉畸形：平扫可见"水母头"样血管流空，部分病灶可见到粗大引流静脉。SWI 上扩张血管呈低信号。

④ 海绵状血管畸形：伴亚急性或慢性血液渗出为其重要特征，在 T_1WI 和 T_2WI 上病灶信号不均，常含有多少不一高铁血红蛋白造成的高信号区和含铁血黄素造成的低信号带，呈"爆米花状"。增强后病灶常呈均匀或不均匀强化。

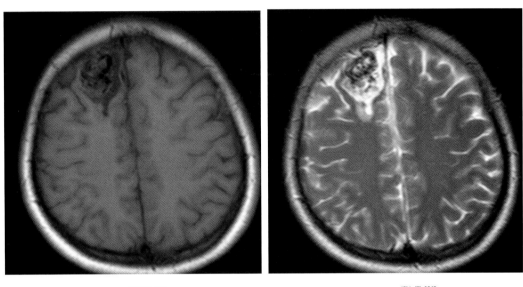

(A) T_1WI　　　　　　　　　　　　　　　　(B) T_2WI

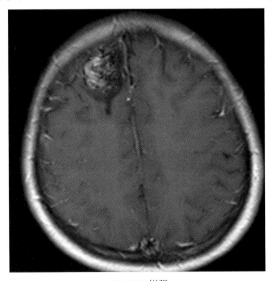

(C) T_1WI 增强

图 2-2-9　动静脉畸形

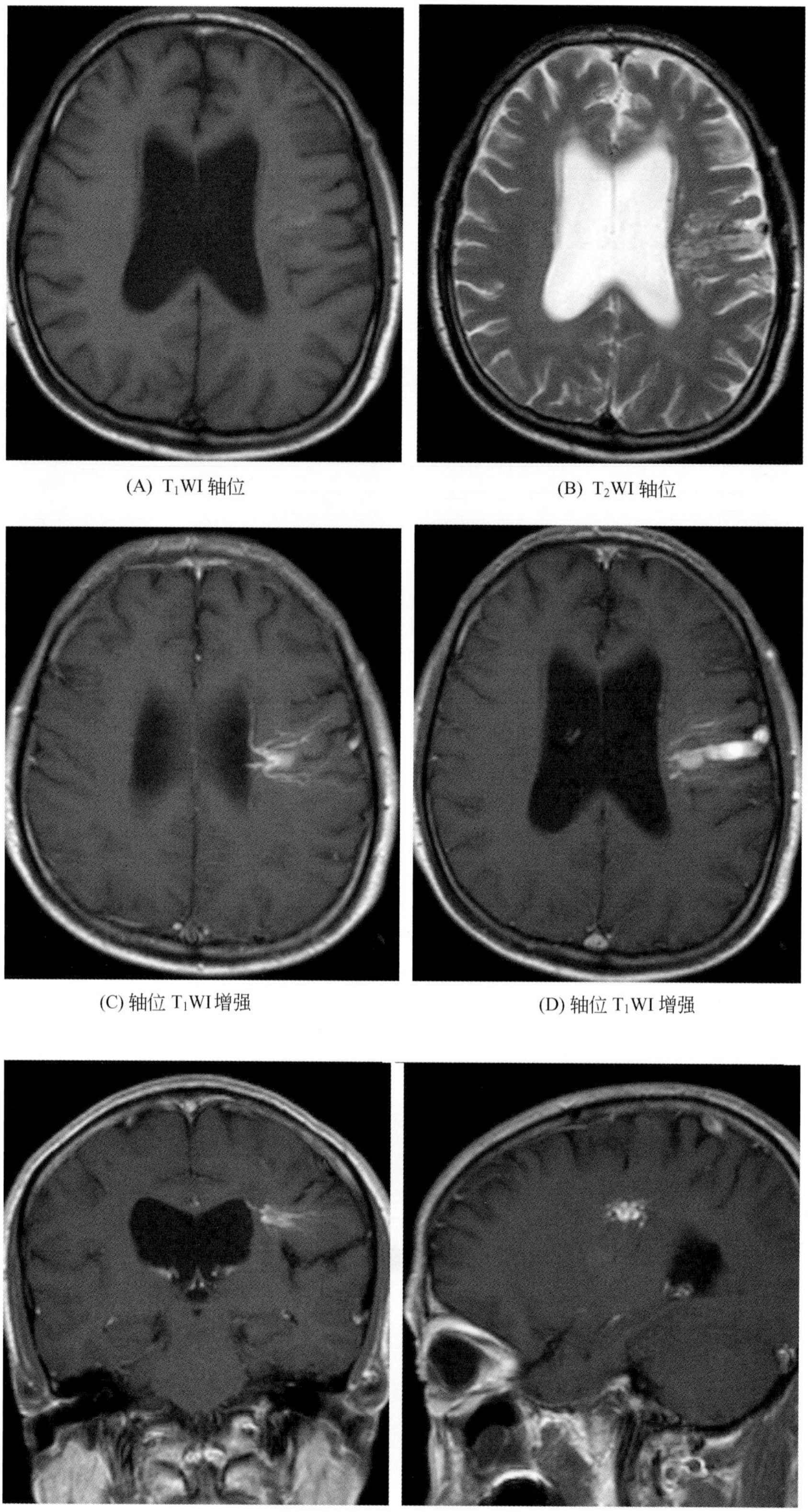

(A) T$_1$WI 轴位

(B) T$_2$WI 轴位

(C) 轴位 T$_1$WI 增强

(D) 轴位 T$_1$WI 增强

(E) 冠状位 T$_1$WI 增强

(F) 矢状位 T$_1$WI 增强

图 2-2-10　静脉畸形

【报告范例 1】

报告书写：右额部可见团片状等 T_1、稍长 T_2 混杂信号影，其内可见多发走行迂曲流空信号血管影，周围可见水肿信号。增强后右额叶病灶内可见不规则斑片状强化及走行迂曲的强化血管影（图 2-2-9）。

【报告范例 2】

报告书写：左侧额部侧脑室旁脑白质内可见斑片状稍短 T_1、稍长 T_2 信号，其内隐约见多发条状流空血管影。增强后可见"水母头"样强化血管影，病灶旁见一粗大引流静脉（图 2-2-10）。

【报告范例 3】

报告书写：右侧额叶内见形状不规则的不均匀信号影，以 T_1WI、T_2WI 高信号为主，

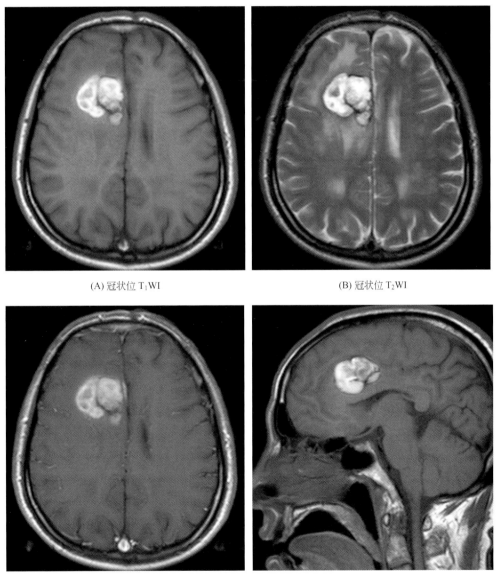

(A) 冠状位 T_1WI　　　　　　　　　　　　　　　(B) 冠状位 T_2WI

(C) 冠状位 T_1WI 增强　　　　　　　　　　　　　(D) 矢状位 T_1WI

图 2-2-11　海绵状血管瘤

局部混杂低信号，病灶周边及内部可见多发条状低信号。增强扫描病灶及其内条状低信号未见明显强化。病灶周围见水肿信号影（图 2-2-11）。

【报告技巧与提示】

　　MRI 检查对脑血管畸形的诊断具有显著优越性，对于部分病灶平扫即可反映畸形血管内的血流情况，分辨出血、钙化及水肿。尤其是对于后颅窝的病灶，MRI 不受颅骨伪影的影响。

■■■ 第三节　脑　肿　瘤 ■■■

一、脑膜瘤

【临床线索】

　　① 脑膜瘤好发于中老年人，女性多见，起病缓慢。

　　② 脑膜瘤多位于脑实质外有蛛网膜颗粒的部位，如大脑凸面和矢状窦旁处多见。

　　③ 脑膜瘤分为良性、非典型性及恶性三类。良性肿瘤边界清楚，可见出血和钙化，有完整包膜，血运丰富，以广基底与硬脑膜相连，邻近骨质增生硬化较常见。非典型性及恶性脑膜瘤生长速度快并具有明显侵袭性，恶性脑膜瘤发病年龄大于良性及非典型性脑膜瘤，进展较快，术后复发更常见。

　　④ 脑膜瘤初期临床表现不明显，以后逐渐出现颅内高压及局部定位症状和体征。

【检查方法】

　　头颅 MRI 平扫及增强。

【MRI 征象】

　　① 典型脑膜瘤多表现为等或稍短 T_1、等或稍长 T_2 信号类圆形肿块，肿瘤囊变、坏死少见，钙化及瘤周水肿多见，多有明显强化及硬膜尾征。磁共振波谱（MRS）多显示高胆碱峰。

　　② 脑外肿瘤征象：白质塌陷征，广基底与硬脑膜相连，邻近脑沟、脑池扩大，静脉窦受压、阻塞等。

　　③ 非典型性及恶性脑膜瘤除具有典型脑膜瘤表现外尚具有向颅内外浸润生长、颅外转移、信号不均匀、形态不整、包膜不完整、硬膜尾征不规则及术后易复发等特点。

【报告范例】

　　报告书写：左侧侧脑室三角区见椭圆形稍长 T_1、长 T_2 信号肿块影，大小约为 3.5cm×4.0cm，信号较均匀，边界较清晰。增强扫描肿块影较均匀明显强化，肿块与侧脑室壁分界清（图 2-3-1）。结论：左侧侧脑室三角区脑膜瘤。

【报告技巧与提示】

　　书写报告时注意肿瘤的位置，如多位于大脑凸面，与硬脑膜关系密切，增强后可见硬膜尾征，肿块多明显均匀强化。脑膜瘤具有脑外肿瘤的特征，如白质塌陷征。MRI 对钙化和颅骨变化显示不如 CT，CT 在显示肿瘤钙化、出血及颅骨受累方面有独到之处。

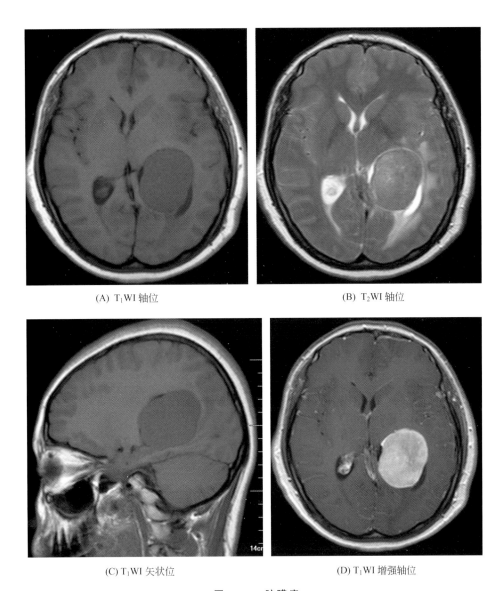

(A) T₁WI 轴位

(B) T₂WI 轴位

(C) T₁WI 矢状位

(D) T₁WI 增强轴位

图 2-3-1 脑膜瘤

二、胶质类肿瘤

【临床线索】

① 胶质类肿瘤源于神经胶质细胞，主要包括星形胶质细胞瘤、少突胶质细胞瘤、室管膜瘤、脉络丛乳头状瘤等，后两者好发于儿童。85％位于幕上，50％表现为多脑叶受累。

② 临床症状因病灶的不同位置而不同。发生于大脑半球者，常见的症状为精神改变、感觉障碍、对侧肢体偏瘫和同向偏盲等；发生于中线者，早期可引起颅内压增高的症状；发生于脑干者，主要症状为头晕、复视、声音嘶哑、吞咽困难、眼球外展麻痹、角膜反射消失和肌力减退等；发生于小脑者，多伴有步态不稳、眼球震颤等。

【检查方法】

头颅 MRI 平扫及增强。

【MRI 征象】

① 低度星形胶质细胞瘤平扫呈境界不清的 T_1WI 略低信号、T_2WI 明显高信号肿块，常位于一侧大脑半球，多无瘤周水肿。增强扫描一般不强化或轻度强化。

② 多形性胶质母细胞瘤平扫表现为边界不清的肿块，可见出血，钙化少见，病灶周围水肿明显。多侵及大脑深部，常沿胼胝体向两侧呈蝴蝶状扩散并可随脑脊液种植转移。增强后呈边界清晰的不均匀明显强化、环状或花边状不规则强化。

③ 少突胶质细胞瘤多发生于大脑的周边，以额叶为多，其次是顶叶和颞叶，呈 T_1WI 低信号、T_2WI 高信号肿块，边界较清晰。钙化是少突胶质细胞瘤的特征，表现为点片、条索、团块或脑回状低信号，部分肿块内可见出血和囊变。增强后半数肿块可见不同程度强化。

④ 室管膜瘤最常发生于第四脑室底，常为边界清楚的分叶状肿块。T_1WI 上为低信号或等信号，T_2WI 为高信号。增强后中度强化，环形强化多见，小儿及青少年脑实质内的肿瘤易发生大的囊变和钙化。

【报告范例 1】

报告书写：左颞叶及部分岛叶可见弥漫性 T_1WI 低信号、T_2WI 高信号病灶，边界模糊。增强扫描病灶强化不明显。左侧侧脑室略受压，中线结构略向右侧偏移（图 2-3-2）。

【报告范例 2】

报告书写：第四脑室底部、小脑蚓部见类圆形肿块，病变以囊性为主，伴周围长 T_1、长 T_2 信号实质性成分，增强扫描肿块周边环行强化，实质部分不均匀强化。第四脑室受压、小脑半球及脑干受压（图 2-3-3）。

【报告范例 3】

报告书写：右侧顶叶、枕叶皮质下可见不规则长 T_1、长 T_2 信号病灶，边界尚清楚，其内可见囊变区，周围可见水肿带环绕。右侧脑室稍受压。增强后右侧病灶可见轻度强化，囊性区未见强化。中线结构向左侧偏移（图 2-3-4）。

【报告范例 4】

报告书写：右侧侧脑室壁与枕颞交界处可见囊实性占位，边界尚清晰，实质部分呈等信号，右侧脑室三角受压移位，右侧丘脑受压略向左侧移位，周围脑实质可见片状长 T_1、长 T_2 水肿信号。增强后上述病灶实质部明显强化（图 2-3-5）。

【报告技巧与提示】

首先根据发病部位、发病年龄及病变的大体形态想到所有可能的诊断，再根据 MRI 信号特点、强化程度、肿瘤内钙化多少、囊变程度以及水肿范围、是否合并脑积水做出最后诊断。比如少突胶质细胞瘤好发于成人额叶，肿瘤多合并钙化，可以做 CT 证实。室管膜瘤和脉络丛乳头状瘤均好发于儿童，均可见于第四脑室，注意从发病年龄鉴别，如脉络丛乳头状瘤发生在第四脑室时多见于成人，还得从强化程度、是否早期出现脑积水上鉴别。

三、髓母细胞瘤

【临床线索】

髓母细胞瘤主要发生在儿童小脑蚓部，容易突入第四脑室。临床常见躯体平衡障碍，共济运动差；高颅压征象；神经根受刺激引起斜颈。

【检查方法】

头颅 MRI 平扫及增强。

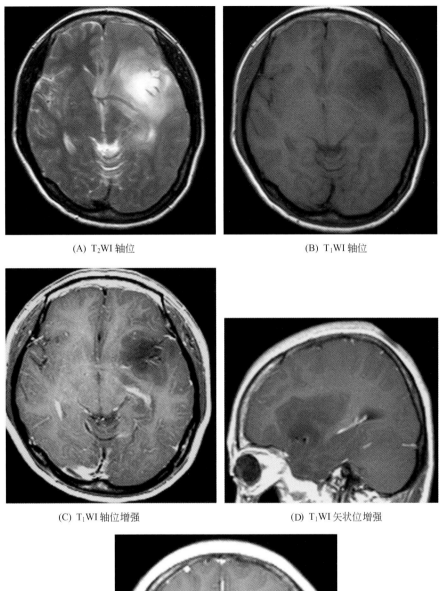

(A) T$_2$WI 轴位   (B) T$_1$WI 轴位

(C) T$_1$WI 轴位增强   (D) T$_1$WI 矢状位增强

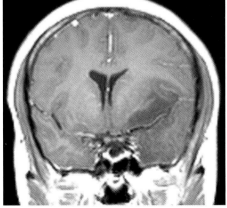

(E) T$_1$WI 增强冠状位

图 2-3-2 星形胶质细胞瘤

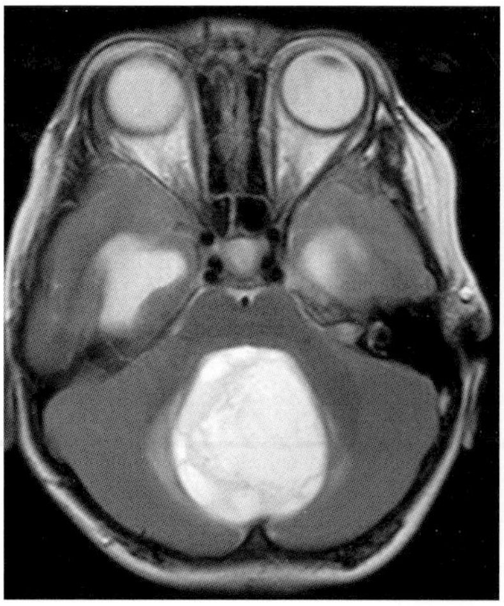

(A) T₂WI 轴位

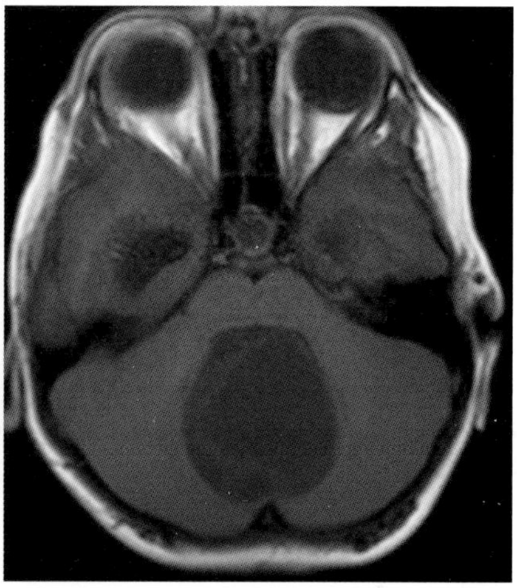

(B) T₁WI 轴位

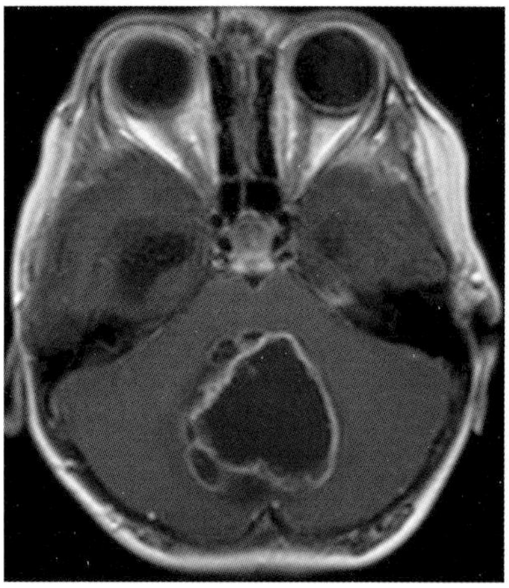

(C) T₁WI 增强轴位

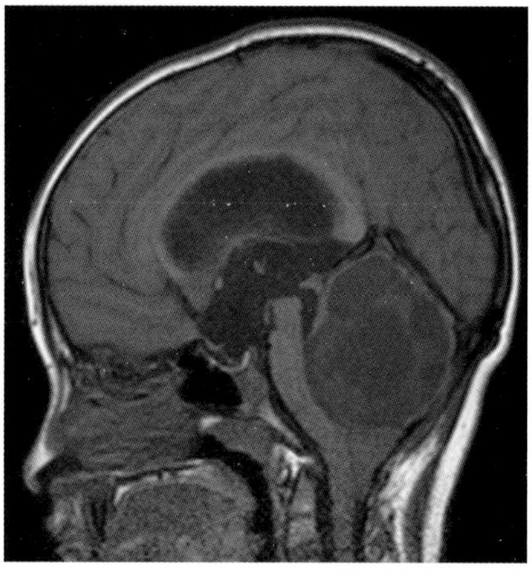

(D) T₁WI 矢状位

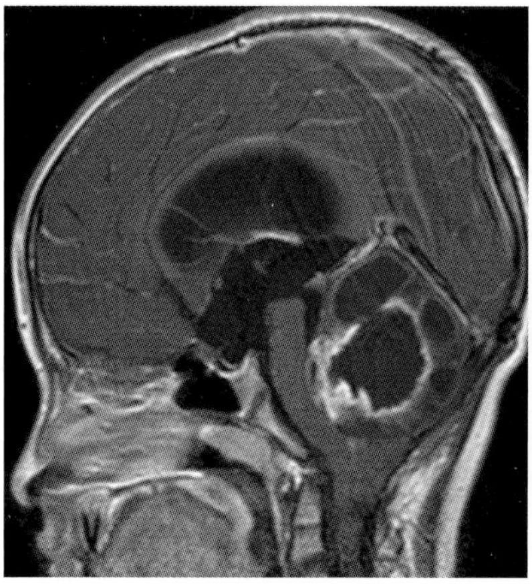

(E) T₁WI 增强矢状位

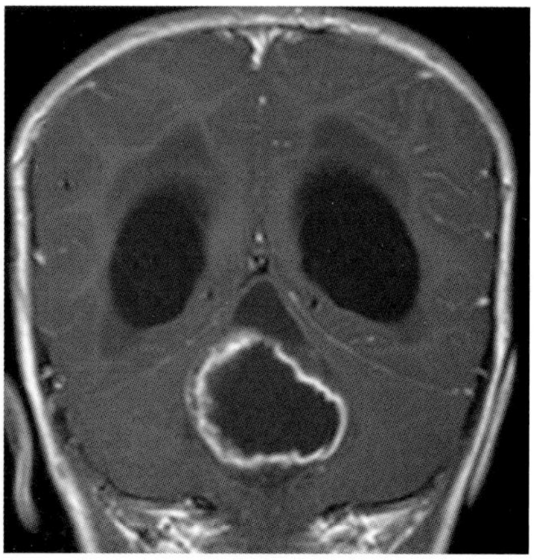

(F) T₁WI 增强冠状位

图 2-3-3　小脑星形胶质细胞瘤

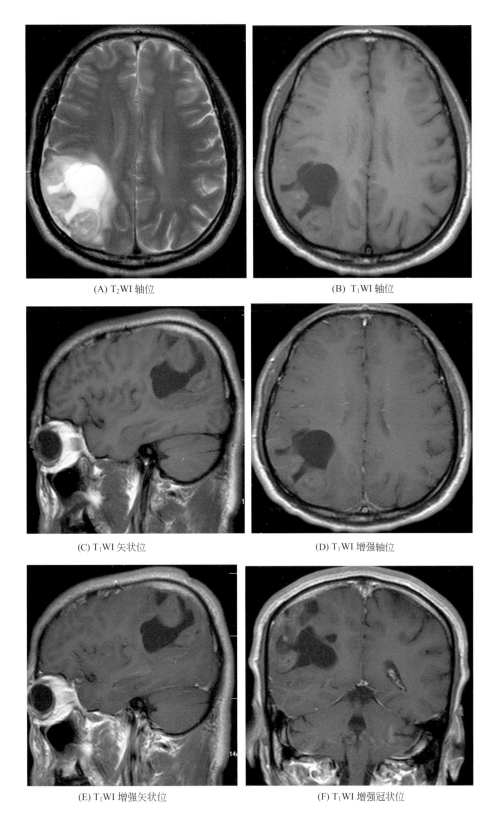

(A) T₂WI 轴位   (B) T₁WI 轴位

(C) T₁WI 矢状位   (D) T₁WI 增强轴位

(E) T₁WI 增强矢状位   (F) T₁WI 增强冠状位

图 2-3-4　少突胶质细胞瘤

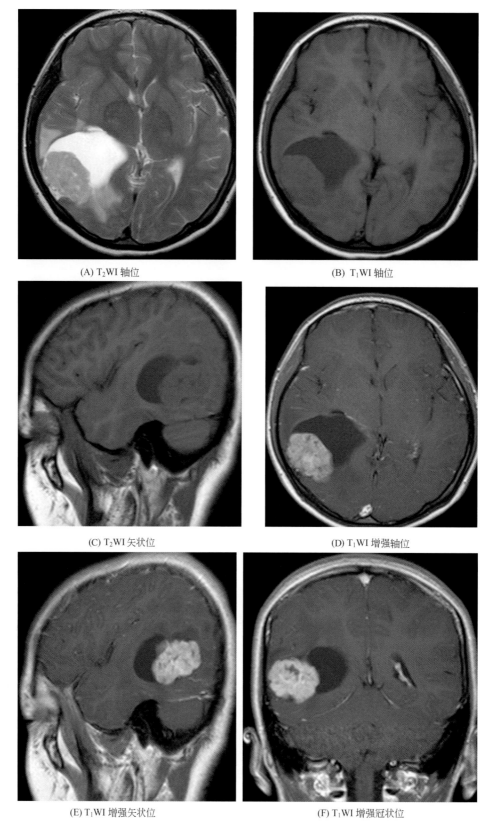

(A) T₂WI 轴位

(B) T₁WI 轴位

(C) T₂WI 矢状位

(D) T₁WI 增强轴位

(E) T₁WI 增强矢状位

(F) T₁WI 增强冠状位

图 2-3-5　室管膜瘤

【MRI 征象】

① 部位及形态：小脑蚓部多见，少数病例发生在小脑半球。肿瘤囊变、钙化、出血均少见。

② 信号：肿瘤在 T_1WI 上为低信号，T_2WI 为等信号或高信号。增强后肿瘤实质部分明显强化，有时可见"小囊大结节"征象。

③ 间接征象：此瘤最好发生脑脊液转移，并广泛种植于脑室系统、蛛网膜下腔和椎管。

【报告范例】

报告书写： 第四脑室内可见囊实性占位，实性部分呈稍长 T_1、稍长 T_2 信号，囊性部分呈短 T_1、长 T_2 信号，病变与右侧小脑半球及小脑蚓部分界不清。增强扫描时病变实体部分及囊壁明显强化。邻近脑实质、脑干受压，幕上脑室扩张（图 2-3-6）。

【报告技巧与提示】

儿童后颅窝中线区实体性肿块，增强检查有明显均一强化，多为髓母细胞瘤。但需与星形胶质细胞瘤、室管膜瘤鉴别，尤其当少数髓母细胞瘤发生点状钙化时，与室管膜瘤鉴别困难。

四、垂体瘤

【临床线索】

① 垂体瘤是鞍区最常见的肿瘤，分为功能性及无功能性。影像上根据肿瘤大小分为微腺瘤（≤1cm）和巨腺瘤（≥1cm）。

② 常表现出压迫症状（如视力障碍、头痛、垂体功能低下等）和内分泌亢进症状（取决于分泌激素的种类）。

【检查方法】

鞍区 MRI 平扫及增强。

【MRI 征象】

① 垂体微腺瘤：直接征象为垂体内 T_1WI 呈等或略低信号，T_2WI 呈高或等信号病灶，多为圆形或卵圆形。增强扫描早期病变信号低于正常垂体，晚期信号高于正常垂体。间接征象为鞍底局限性下陷或局限性骨质吸收；垂体高度增加且上缘上突；垂体柄移位；垂体向外膨隆推压颈内动脉。

② 垂体巨腺瘤：通常破坏正常垂体组织，填充蝶鞍向鞍上、鞍旁及鞍底侵犯，发生囊变、坏死和出血机会较多。腺瘤实质部分信号与微腺瘤相似，囊变、坏死区 T_1WI 呈低信号、T_2WI 呈高信号；出血呈高信号。增强后除囊变、坏死、出血和钙化外肿瘤组织明显强化。

③ 垂体卒中：常继发于垂体腺瘤出血或缺血性坏死，影像检查可见到鞍区肿块突然增大及相应病理改变的影像学表现。

【报告范例 1】

报告书写： 右侧垂体窝下陷，脑垂体体积稍增大，T_1WI 见垂体右侧稍低信号占位，增强后强化程度低于周围垂体组织，垂体柄略受压，轻度左偏，视交叉未见受压（图 2-3-7）。

【报告范例 2】

报告书写： 垂体区见一葫芦状肿块影，T_1WI 以等信号为主，内部见斑片状不规则高信号。肿块向上突入第三脑室。视交叉明显受压上抬，垂体柄未见显示，两侧海绵窦血管结构

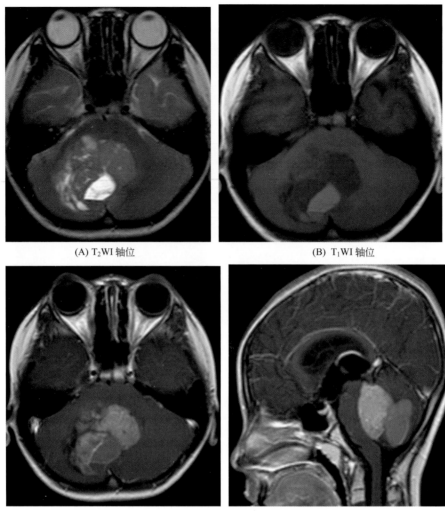

(A) T₂WI 轴位　　　　　　　　　(B) T₁WI 轴位

(C) T₁WI 增强轴位　　　　　　　(D) T₁WI 增强矢状位

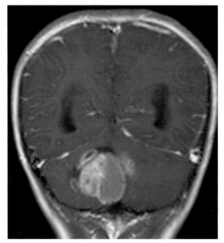

(E) T₁WI 增强冠状位

图 2-3-6　髓母细胞瘤

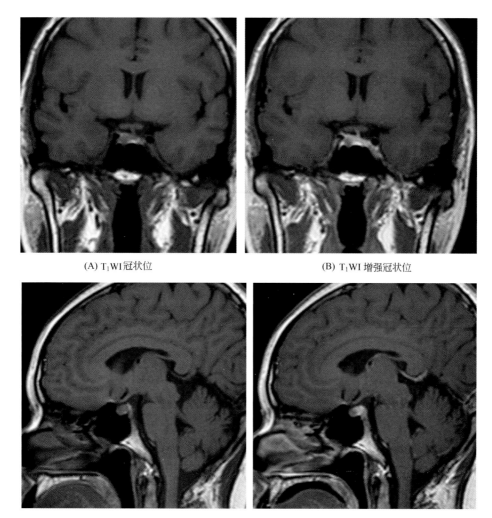

(A) T₁WI冠状位   (B) T₁WI 增强冠状位

(C) T₁WI 矢状位   (D) T₁WI矢状位增强

图 2-3-7 垂体微腺瘤

呈受压移位表现。增强扫描示肿块不均匀强化，内可见低强化区（图 2-3-8）。

【报告技巧与提示】

　　垂体微腺瘤应结合影像表现及血清激素改变、临床症状作出诊断。垂体巨腺瘤具有典型鞍内肿瘤特征，容易诊断。CT 能显示较大的垂体腺瘤，显示微腺瘤不佳，但显示鞍底骨质吸收、肿瘤钙化、出血较好。

五、颅咽管瘤

【临床线索】

　　① 儿童和青少年最常见。多位于鞍上或肿瘤大部分位于鞍上，发病率为鞍区肿瘤的第二位。

　　② 临床表现常因肿瘤生长速度与发病年龄不同而表现不一，可出现颅内高压症状（肿瘤累及室间孔，引起脑脊液循环通路受阻），可出现内分泌紊乱、发育迟缓（压迫下视丘和垂体前叶），可出现视力与视野改变（压迫视交叉）。

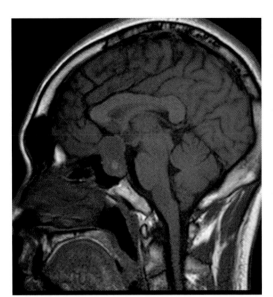

| (A) T₁WI 矢状位 | (B) T₁WI 冠状位 |

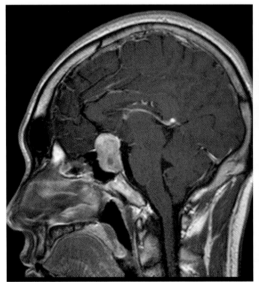 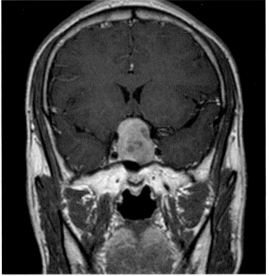

(C) T₁WI 增强矢状位   (D) T₁WI 增强冠状位

图 2-3-8 垂体巨腺瘤

【检查方法】

头颅 MRI 平扫及增强。

【MRI 征象】

① 直接征象：鞍上边缘清楚的圆形或类圆形肿块，少数为分叶状，T_1WI、T_2WI 信号多样，与内容物成分有关。大多数均有增强，实质部分为均匀增强，囊性部分呈壳状增强。

② 间接征象：可以见到正常垂体，肿块较大时可压迫第三脑室引起侧脑室积水。

【报告范例】

报告书写：鞍内及鞍上区可见囊实性肿块影，囊性部分呈短 T_1、长 T_2 信号，实性部

分呈等 T_1、短 T_2 信号，增强后实质成分明显强化（图 2-3-9）。

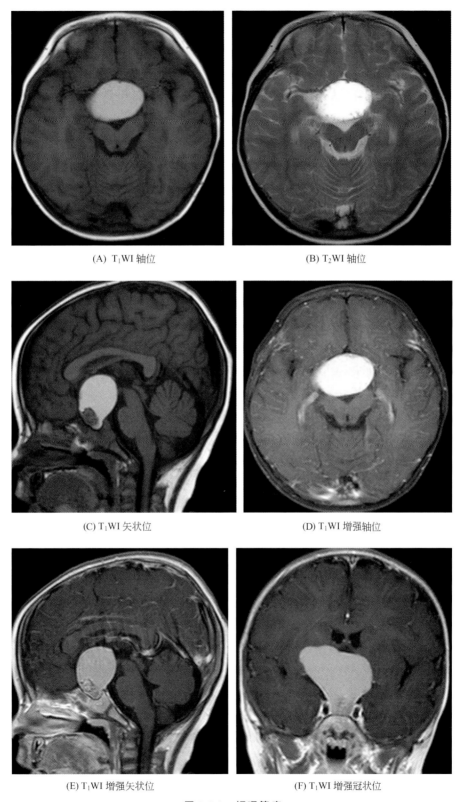

(A) T_1WI 轴位

(B) T_2WI 轴位

(C) T_1WI 矢状位

(D) T_1WI 增强轴位

(E) T_1WI 增强矢状位

(F) T_1WI 增强冠状位

图 2-3-9 颅咽管瘤

【报告技巧与提示】

颅咽管瘤钙化率高，儿童高达 90%，成人约 30% 典型者呈蛋壳状钙化，CT 检查可明确钙化。实性颅咽管瘤应与垂体瘤、鞍区脑膜瘤和生殖细胞瘤鉴别；囊性者应与蛛网膜囊肿或表皮样囊肿鉴别；囊实性者应与星形胶质细胞肿瘤鉴别。

六、松果体瘤

【临床线索】

① 松果体瘤可发生于任何年龄，女性多见。

② 早期无明显症状，晚期可引起颅内压增高症状，可压迫第三脑室和视丘引起阻塞性脑积水。

【检查方法】

头颅 MRI 平扫及增强。

【MRI 征象】

① 多为类圆形，轮廓清楚，灶周无水肿。很少钙化，无囊变、坏死及出血。

② T_1WI 呈等信号，T_2WI 呈略高信号。增强扫描显示轻到中度均匀强化。

【报告范例】

报告书写：松果体区见一不规则肿块影，直接约为 3.5cm，边界不清，其内信号不均，以稍长 T_1、稍长 T_2 信号为主。双侧侧脑室增宽。增强扫描松果体区病变明显强化（图 2-3-10）。

【报告技巧与提示】

MRI 的多平面成像有助于病灶的定位及病变范围的显示，CT 显示钙化能力优于 MRI。

七、听神经瘤

【临床线索】

① 听神经瘤为桥小脑角区最常见的脑外肿瘤。通常以内听道为中心向桥小脑角生长。好发于成人。

② 症状主要与累及脑神经有关，可表现为患侧听神经、面神经、三叉神经受损症状，也可表现为小脑、脑干受压或颅内高压症状。

【检查方法】

头颅 MRI 平扫及增强。

【MRI 征象】

① T_1WI 呈略低或等信号，T_2WI 多呈高信号，少数为混杂信号。多呈椭圆形或不规则形，占位效应明显，增强后多呈均匀明显强化。

② 患侧桥小脑角池受压移位，内听道扩大。

【报告范例】

报告书写：左侧桥小脑脚区可见类圆形占位病变，T_1WI 为等低混杂信号，T_2WI 为高信号为主的混杂信号，病变位于脑外硬膜下，周围见水肿带，左侧小脑半球及脑干受压右移，第四脑室受压变窄，第三脑室及双侧脑室扩张。病变与左侧内听道及硬脑膜关系紧密。增强扫描病变明显不均匀强化（图 2-3-11）。

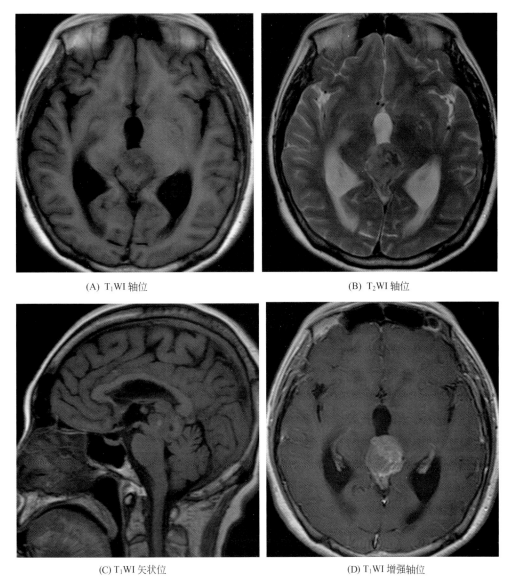

(A) T₁WI 轴位   (B) T₂WI 轴位

(C) T₁WI 矢状位   (D) T₁WI 增强轴位

图 2-3-10 松果体瘤

【报告技巧与提示】

① CT 可更好地显示内听道骨质改变；MRI 显示微听神经瘤好于 CT。

② 听神经瘤需要与以下几种肿瘤鉴别。

a. 脑膜瘤：不累及内听道。

b. 基底动脉动脉瘤：增强后明显均匀强化且与血管相连，MRI 呈流空信号。

c. 表皮样囊肿：有沿脑池生长的钻孔习性，形态不规则。

d. 蛛网膜囊肿：MRI 信号同脑脊液，增强后无强化。

八、脑转移瘤

【临床线索】

① 好发于中老年人，原发肿瘤以肺癌最多见，其次为乳腺癌、肾癌。

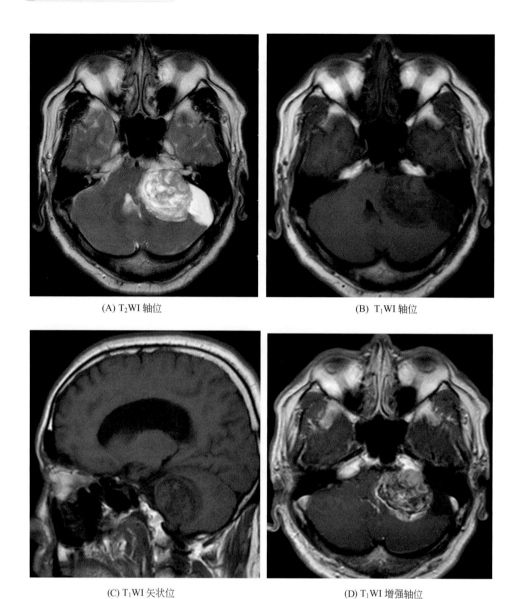

(A) T$_2$WI 轴位　　　　　　　　　　　　(B) T$_1$WI 轴位

(C) T$_1$WI 矢状位　　　　　　　　　　　(D) T$_1$WI 增强轴位

图 2-3-11　听神经瘤

②临床表现与肿瘤的占位效应有关，常见症状有头痛、恶心、呕吐、共济失调和视乳头水肿等。

【检查方法】

头颅 MRI 平扫及增强。

【MRI 征象】

①平扫：T$_1$WI 呈低或等信号，T$_2$WI 多呈高信号，其内可见出血、囊变或坏死信号。常可见明显瘤周水肿区，其水肿程度与肿瘤大小不成比例，占位效应多明显。

②增强：增强后肿块呈结节状或环状强化，且强化环厚薄不均，强化不均匀。

【报告范例】

报告书写：左枕叶、左颞叶及双侧额叶可见多个大小不等类圆形长 T$_1$、长 T$_2$ 信号病灶，边界较清楚。肿物周边可见片状水肿带。左侧脑室受压改变，中线结构略右偏。增强后病灶实质部分及囊壁强化（图 2-3-12）。结论：颅内多发脑转移瘤。

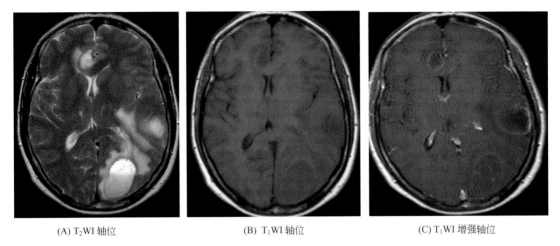

(A) T$_2$WI 轴位　　　　　　　(B) T$_1$WI 轴位　　　　　　(C) T$_1$WI 增强轴位

图 2-3-12　脑转移瘤

【报告技巧与提示】

转移瘤多有明显原发肿瘤病史。如原发肿瘤病史不明确，且脑内病灶不典型，表现为多发病灶时应与多发脑脓肿等疾病鉴别，根据临床表现及脑转移瘤 MRI 征象不难鉴别。

■■■ 第四节　颅脑损伤 ■■■

一、脑挫裂伤

【临床线索】

有明确外伤史，主要表现为颅内压增高症状及神经系统定位体征，可出现脑疝。脑桥延髓撕裂者一般伤后即刻死亡。

【检查方法】

头颅 MRI 平扫。

【MRI 征象】

① 非出血性挫裂伤病灶内含水量增加，显示为 T$_1$WI 低信号和 T$_2$WI 高信号，且水肿区在最初几天不断扩大，占位效应加重。出血性脑挫裂伤的信号强度会随血肿内成分的变化而变化。

② 可伴有硬膜下血肿、硬膜外血肿及局部蛛网膜下腔出血等。

【报告范例】

报告书写：双侧额叶可见斑片状等、高混杂信号，周围可见稍长 T$_1$、稍长 T$_2$ 水肿信号。中线结构居中（图 2-4-1）。

【报告技巧与提示】

有明确外伤史，CT 和 MRI 均能反映本病的主要病理变化——水肿和出血，而以 MRI 更佳且随访效果好。另外磁敏感成像显示 T$_1$WI 和 T$_2$WI 不能显示的微出血灶。CT 可更好地观察颅骨改变。

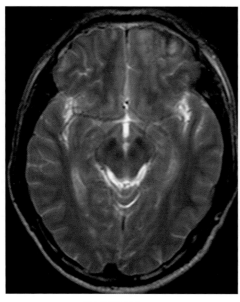

(A) T_2WI 轴位   (B) T_1WI 轴位

图 2-4-1 脑挫裂伤

二、弥漫性脑损伤

【临床线索】

① 弥漫性脑损伤又称剪切伤，是由于头颅受到突然加速（减速）力、旋转力的作用，引起皮质、髓质相对运动而导致相应部位的撕裂及轴索损伤。

② 病理上肉眼仅可见弥漫性点状出血灶及蛛网膜下腔出血，显微镜可见轴索损伤。

③ 临床上伤势一般较重且死亡率高，患者往往于损伤即刻出现昏迷，同时可有偏瘫、颈项强直等体征。脑脊液检查呈血性。

【检查方法】

头颅 MRI 平扫。

【MRI 征象】

信号特征取决于病灶为出血性或非出血性以及病灶的期龄。非出血性者（只有水肿者），显示为皮质、髓质交界处单发或多发点状 T_1WI 低信号、T_2WI 高信号灶；出血灶信号随病灶期龄而变化。

【报告范例】

报告书写：右侧额叶皮质髓质交界处、胼胝体体部上缘可见大小不等斑片状短 T_1 信号。右枕部硬膜下可见线样短 T_1 信号影（图 2-4-2）。

【报告技巧与提示】

病灶较弥漫，呈双侧性，多位于皮质、髓质交界处。MRI 显示弥漫性轴索损伤优于 CT，尤其是梯度加权像。

三、硬膜外血肿

【临床线索】

硬膜外血肿多发生于头颅直接损伤部位，颞顶部为好发部位，脑膜血管尤其是脑膜中动

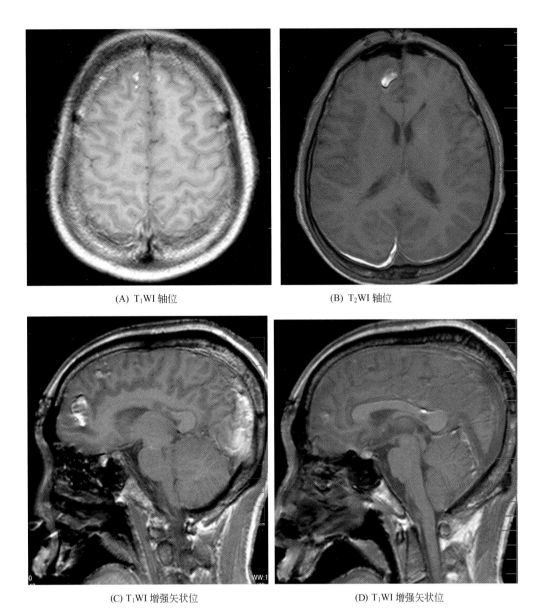

(A) T_1WI 轴位　　　　　　　　　　　　(B) T_2WI 轴位

(C) T_1WI 增强矢状位　　　　　　　　(D) T_1WI 增强矢状位

图 2-4-2　弥漫性脑损伤

脉破裂是常见出血来源。临床上主要表现为意识障碍，典型病例呈头部外伤—原发性昏迷—中间意识清醒—继发性昏迷，严重者可出现脑疝。

【检查方法】

　　头颅 MRI 平扫。

【MRI 征象】

　　① 血肿表现为颅骨内板下双凸形状，边界锐利，血肿可跨越中线，但不跨越颅缝。

　　② 血肿信号多均匀。血肿的信号强度变化与血肿的期龄和 MRI 的磁场强度有关。

80% 的患者并发血肿同侧的颅骨骨折。

【报告范例】

　　报告书写：左侧额顶部硬膜外见梭形短 T_1、长 T_2 信号影，脑实质明显受压。另于左

枕部见新月形短 T_1 信号，同侧脑室受压变窄，中线结构向右侧移位（图 2-4-3）。

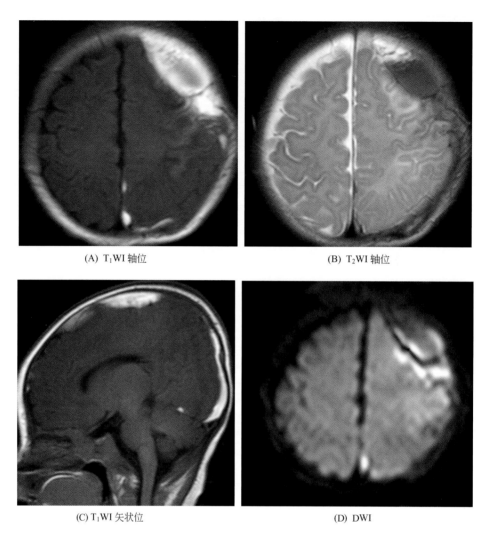

(A) T_1WI 轴位　　　　　　　　　　(B) T_2WI 轴位

(C) T_1WI 矢状位　　　　　　　　　(D) DWI

图 2-4-3　硬膜外血肿

【报告技巧与提示】

硬膜外血肿的诊断主要靠 CT 检查。MRI 多方位成像有助于了解血肿的范围、期龄等。

四、硬膜下血肿（积液）

【临床线索】

① 硬膜下血肿多见于对冲伤，由于着力点对侧暴力冲击引起皮质桥静脉撕裂出血而形成，常常合并严重的脑皮质挫裂伤。血肿多呈新月形，可骑跨颅缝，但不跨越中线。可分为急性、亚急性和慢性，前两者较多见。

② 外伤性硬膜下积液又称外伤性硬膜下水瘤。头部着力时脑在颅腔内移动，造成脑表面、外侧裂池等处蛛网膜撕裂，脑脊液经瓣状蛛网膜破口进入硬脑膜下腔且不能回流。

③ 临床上患者可有昏迷、单侧瞳孔散大和其他脑压迫症状。并发脑疝时可危及生命。

【检查方法】

头颅 MRI 平扫。

【MRI 征象】

① 硬膜下血肿表现为位于硬膜和蛛网膜之间的新月形病灶，MRI 信号改变随血肿期龄而异。慢性期硬膜下血肿常表现为新月形长 T_1、长 T_2 信号灶。

② 硬膜下积液在平扫上表现为均一的脑脊液信号，呈新月形，位于受压的脑组织与颅骨之间。老年人多为双侧性。

【报告范例 1】

报告书写： 右额顶部颅板下见新月形异常信号，T_1WI 为不均匀高信号，T_2WI 为高低混杂信号，弥散加权成像相同位置部分为高信号。右侧脑室明显受压，中线偏左（图 2-4-4）。

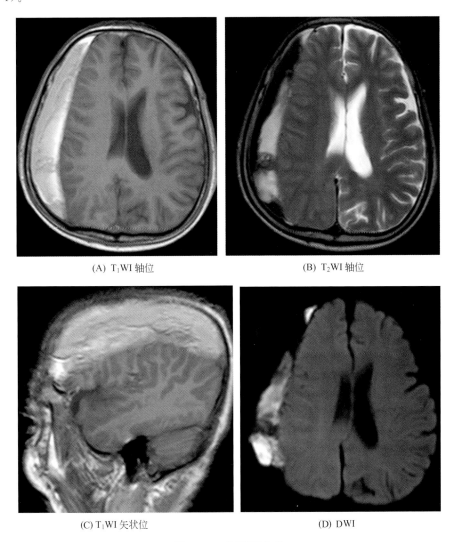

(A) T_1WI 轴位　　　　　　　　　(B) T_2WI 轴位

(C) T_1WI 矢状位　　　　　　　　(D) DWI

图 2-4-4　硬膜下血肿

【报告范例 2】

报告书写： 双侧大脑半球表面可见新月形长 T_1、长 T_2 信号影，主要位于额顶部（图 2-4-5）。

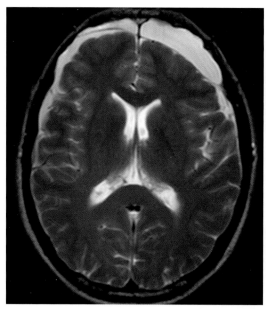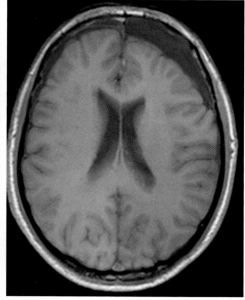

(A) T₂WI 轴位　　　　　　　　　　　　　　(B) T₁WI 轴位

图 2-4-5　硬膜下积液

【报告技巧与提示】

① MRI 对亚急性和慢性硬膜下血肿的诊断价值更高。

② 硬膜下积液需于慢性硬膜下血肿相鉴别。鉴别要点：血肿由于蛋白质含量增加，T_2WI 信号高于脑脊液；血肿有包膜，增强后可见包膜强化；硬膜下积液更好发于双侧。

▪▪▪ 第五节　颅内感染性疾病 ▪▪▪▪

一、颅内化脓性感染

【临床线索】

① 化脓性脑炎和脑脓肿是由化脓性病原体侵入脑组织引起的局限性化脓性炎症。依据感染来源可为耳源性、鼻源性、损伤性、血源性及隐匿性。

② 脑脓肿可以是单发、多发或多房性。一般患者具有急性感染症状、颅内高压症状和脑局造性症状。

③ 如合并化脓性脑膜炎常出现多种颅内并发症而出现相应症状。

【检查方法】

头颅 MRI 平扫及增强。

【MRI 征象】

① 化脓性脑炎：早期 T_1WI 上表现为白质内不规则、边界模糊的等或稍低信号，T_2WI 上炎症与周围水肿区均呈高信号，占位效应明显。增强后在 T_1WI 上等至低信号的水肿区内可见不规则弥漫性强化。晚期坏死区相互融合，T_1WI 上呈低信号，T_2WI 上呈高信号；其周边可显示一较薄等信号环形影。增强扫描可见环形强化，周围脑水肿持续存在，常可见卫

星灶存在。

②　脑脓肿：脑脓肿形成的标志即脓肿壁出现。脓肿壁在 T_1WI 上呈环状等或略高信号，T_2WI 上呈低信号。脓腔在 T_1WI 上呈低信号，T_2WI 上呈高信号。增强后显示脓肿壁明显强化并可辨别出脓腔、脓肿壁和水肿带三个部分。

③　化脓性脑膜炎：早期可无阳性发现。随病情发展 T_1WI 上显示蛛网膜下腔不对称，信号略高，基底池闭塞；T_2WI 上可见脑膜呈高信号，室管膜炎严重时脑室周围白质内可见带状高信号区围绕。增强扫描 T_1WI 可见蛛网膜下腔不规则明显强化的高信号。

【报告范例 1】

报告书写：左顶叶、枕叶可见形状不规则长 T_1、长 T_2 信号影，边界清，可见等信号包膜，病变周围还可见长 T_1、长 T_2 信号水肿带，侧脑室后角受压，中线结构右偏（图 2-5-1）。

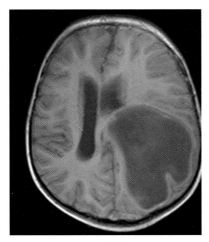
(A) T_1WI 轴位

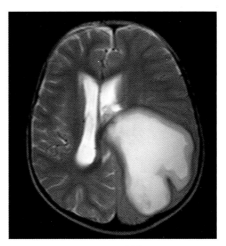
(B) T_2WI 轴位

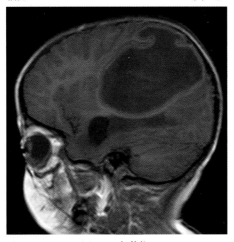
(C) T_1WI 矢状位

图 2-5-1　脑脓肿

【报告范例 2】

报告书写：双侧顶叶、颞叶、枕叶及右背侧丘脑多发脑软化灶伴钙盐沉积，双侧顶叶、颞叶及枕叶局部脑沟回结构消失，见多发斑片状长 T_1、长 T_2 信号。FLAIR 及弥散加权成像前述病变均为低信号（图 2-5-2）。

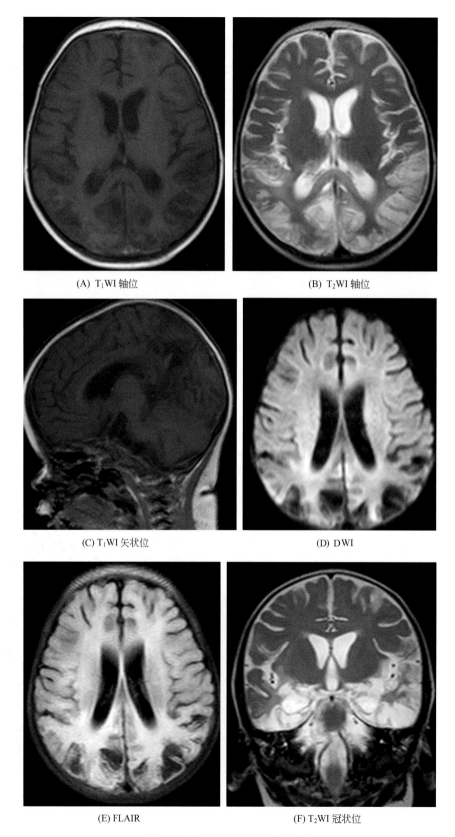

(A) T$_1$WI 轴位

(B) T$_2$WI 轴位

(C) T$_1$WI 矢状位

(D) DWI

(E) FLAIR

(F) T$_2$WI 冠状位

图 2-5-2 化脓性脑膜炎后遗表现

【报告技巧与提示】

根据影像表现和感染症状病史可以做出诊断。注意应与其他具有环形强化的病变如脑肿瘤、转移瘤、肉芽肿、脑内血肿等相鉴别。诊断不明时可建议进一步 MRI 增强检查。

二、颅内结核

【临床线索】

① 常发生于儿童和青年人。患者可有肺结核或结核密切接触史。感染途径几乎均由结核杆菌血行播散而来。

② 脑结核球多有慢性颅内压增高和局部神经损害症状，与颅内肿瘤相似。

③ 结核性脑膜炎常出现脑膜刺激征、颅内压增高、癫痫、意识障碍等症状。

④ 结核性脑脓肿患者可有发热、头痛、偏瘫等症状。

⑤ 颅内结核包括局灶性结核性脑炎、结核球和结核性脑脓肿三个相关发展的过程。

【检查方法】

头颅 MRI 平扫及增强。

【MRI 征象】

① 局灶性结核性脑炎：呈肉芽肿性病变，T_1WI 上呈等或略低信号，T_2WI 从略低到明显高信号均有可能，病灶周围可见长 T_1、长 T_2 水肿信号。

② 结核球：病灶中心坏死部分 T_1WI 上呈略低信号，T_2WI 上呈不均匀高信号；肉芽肿部分在 T_1WI 上呈高信号，T_2WI 上呈低信号；结核球周围水肿较轻。增强后病灶呈结节状或环状强化。结核球钙化量较多时 T_1WI、T_2WI 上均显示为斑驳的低信号。

③ 结核性脑脓肿：MRI 表现类似于化脓性脑脓肿，可以显示脓肿及脓肿壁的信号特点。增强扫描脓肿壁呈环形强化。

④ 结核性脑膜炎：早期可无阳性发现。部分病例可以发现蛛网膜下腔扩大或基底池信

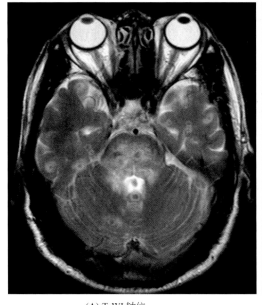
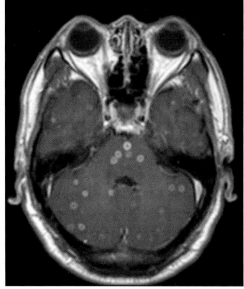

(A) T_2WI 轴位   (B) T_1WI 增强轴位

图 2-5-3 颅内结核

号异常。T_1WI 上信号稍高，T_2WI 上信号更高。增强后 T_1WI 可见基底池增强和弥漫性脑膜增强。脑膜的钙化于 T_1WI、T_2WI 上均呈低信号。此外，交通性脑积水较常见。

【报告范例】

报告书写：双侧颞叶、小脑、桥脑可见弥漫分布的小环形长 T_2 信号，脑沟、脑池境界不清，增强后可见病灶呈环形强化（图 2-5-3）。

【报告技巧与提示】

结合年龄、临床症状及实验室检查不难做出诊断，注意与转移瘤、脑寄生虫病区别。

三、脑囊尾蚴病

【临床线索】

① 脑囊尾蚴病又称脑囊虫病，是猪肉绦虫的囊尾蚴寄生于脑内者造成的疾病。依据寄生部位分为脑实质内型（以大脑皮质运动区多见）、脑室内型及软脑膜型。脑室内型及软脑膜型囊尾蚴表现为脑室内及蛛网膜下腔单发或多发水泡样结构，可引起室管膜炎、蛛网膜炎

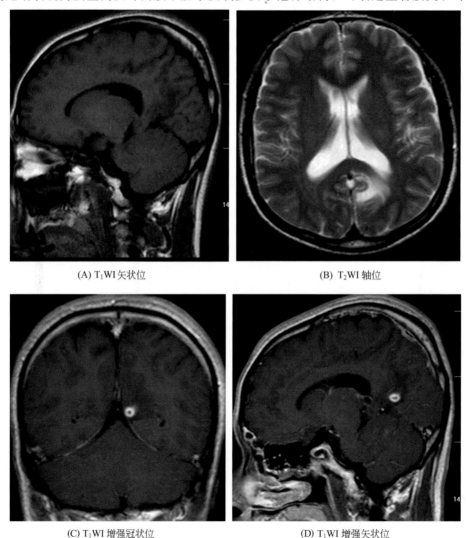

(A) T_1WI 矢状位

(B) T_2WI 轴位

(C) T_1WI 增强冠状位

(D) T_1WI 增强矢状位

图 2-5-4　脑囊尾蚴病

及梗阻性脑积水。

② 临床上脑囊尾蚴病一般起病缓慢，癫痫发作是最常见症状，其他症状有头痛、局灶性神经功能障碍以及精神障碍等。脑脊液沉淀可查出嗜酸性粒细胞，囊尾蚴免疫试验阳性。

【检查方法】

头颅 MRI 平扫及增强。

【MRI 征象】

① 脑实质内型脑囊尾蚴病：囊泡期表现为多发小圆形囊变，T_1WI 呈低信号，T_2WI 呈高信号，其内常可见到直径 2～3mm 的等信号头结节，囊肿周围水肿不明显。增强扫描无明显强化病灶。胶样囊泡期病灶信号升高，头节逐渐消失，周围水肿明显，增强扫描可见环形强化。结节肉芽肿期 T_1WI 上结节呈低信号，增强后病灶呈结节样强化，周围可见不同程度水肿。钙化期 MRI 对点状钙化显示不佳，增强后病灶不强化。

② 脑室内型及软脑膜型脑囊尾蚴病：脑室内或蛛网膜下腔可见多发囊性病灶，偶尔呈葡萄串样。T_1WI 上囊肿表现为略高信号影，囊壁表现为高信号细环，被周围低信号的脑脊液勾画出来。T_2WI 上囊肿的高信号一般不易和脑脊液的高信号相区别。增强扫描有时可见囊壁呈环形强化。软脑膜型还可显示肉芽肿性脑膜炎所致的基底池强化。

【报告范例】

报告书写：左顶叶可见斑片状长 T_1、长 T_2 信号，中心可见 T_1WI 低信号结节，增强扫描病灶中心环形强化，周围为水肿带。脑室系统无扩张，中线结构居中（图 2-5-4）。

【报告技巧与提示】

有摄入含囊尾蚴猪肉史和典型 MRI 表现者诊断不难。MRI 是脑囊尾蚴病的首选影像检查方法，对脑室内、脑干及大脑半球表面的囊尾蚴病灶较 CT 敏感。实验室脑脊液沉淀可查出嗜酸性粒细胞，囊尾蚴免疫试验阳性。

第三章

脊髓疾病 MRI
诊断报告书写技巧

一、影像解剖基础

见图 3-1-1。

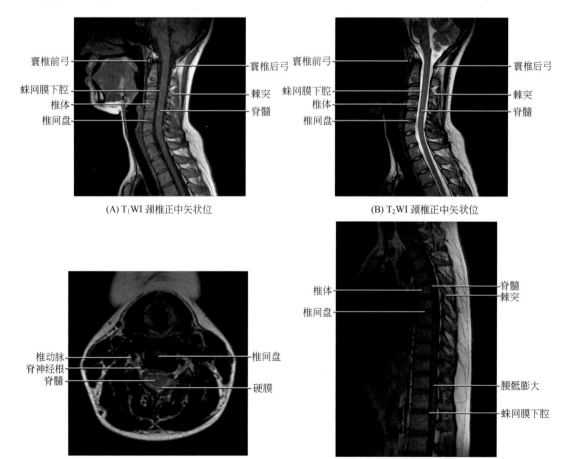

寰椎前弓　　蛛网膜下腔　　椎体　　椎间盘　　寰椎后弓　　棘突　　脊髓

(A) T$_1$WI 颈椎正中矢状位

寰椎前弓　　蛛网膜下腔　　椎体　　椎间盘　　寰椎后弓　　棘突　　脊髓

(B) T$_2$WI 颈椎正中矢状位

椎动脉　　脊神经根　　脊髓　　椎间盘　　硬膜

(C) 颈椎轴位

椎体　　椎间盘　　脊髓　　棘突　　腰骶膨大　　蛛网膜下腔

(D) T$_1$WI 胸椎正中矢状位

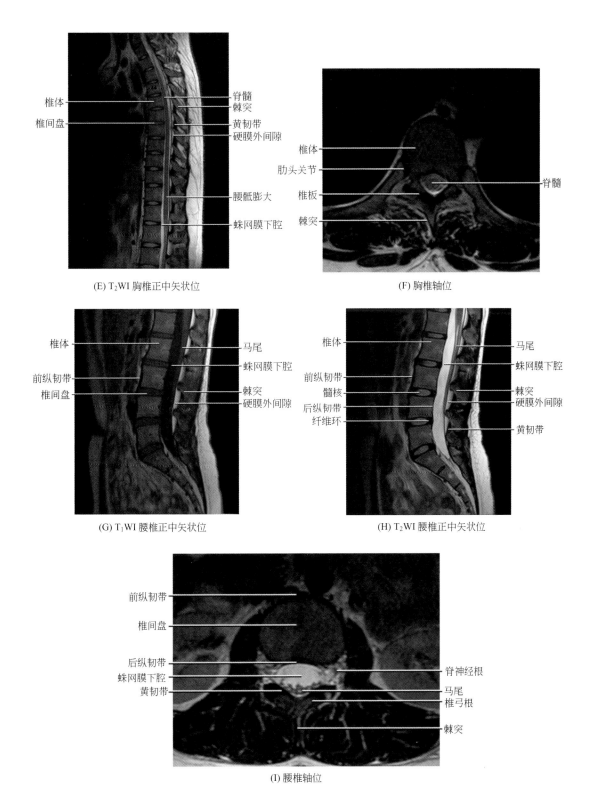

(E) T₂WI 胸椎正中矢状位

(F) 胸椎轴位

(G) T₁WI 腰椎正中矢状位

(H) T₂WI 腰椎正中矢状位

(I) 腰椎轴位

图 3-1-1　脊髓 MRI 影像解剖

二、正常报告书写要点及示范

（1）报告书写要点　分别对脊柱、椎间盘、椎管、脊髓、附件进行描述。

（2）报告示范　颈（胸、腰）椎序列整齐、曲度正常。各椎体及椎间盘形态、信号未见异常；椎管内诸结构形态、信号未见异常。结论：颈（胸、腰）椎 MRI 平扫未见异常。

■■■ 第二节　椎管内肿瘤 ■■■

【临床线索】

肿瘤起源可为脊髓、脊膜、脊神经、椎管内其他软组织和转移瘤。椎管内肿瘤按生长部位分为脊髓内、髓外硬膜下和硬膜外三种，以髓外硬膜下肿瘤最为常见。髓外硬膜下肿瘤中脊膜瘤、神经纤维瘤、脂肪瘤等较多见；较多见的脊髓内肿瘤包括室管膜瘤、星形胶质细胞瘤、血管网状细胞瘤及转移瘤等，其中室管膜瘤是成人最常见的髓内肿瘤，星形胶质细胞瘤是儿童最常见的髓内肿瘤；转移瘤是较常见的硬膜外肿瘤。临床常表现为压迫症状，肿瘤压迫脊髓，缓慢出现受压平面以下肢体运动、反射、感觉、括约肌功能及皮肤营养障碍。

【MRI 征象】

① 室管膜瘤：可发生于脊髓各段，以脊髓圆锥、马尾和终丝最常见。T_1WI 呈均匀低或等信号，T_2WI 呈高信号，其内可见囊变、坏死、出血信号。增强扫描肿块均匀强化，囊变、坏死区无强化。

② 星形胶质细胞瘤：多见于儿童，常见于颈胸段。肿瘤常位于脊髓后部，呈偏心非对称性，部分呈外生性。T_1WI 呈低信号，T_2WI 呈高信号，肿瘤内合并囊变或出血时信号不均匀。增强后肿瘤明显强化。少数恶性度高的胶质母细胞瘤可见脑脊液种植性转移。

③ 神经鞘瘤/神经纤维瘤：二者均可发生于椎管内各个节段。神经鞘瘤常呈卵圆形或分叶状，多单发，有蒂，有完整包膜，常累及神经根。有时肿瘤从硬脊膜囊向神经孔方向生长，使相应神经孔扩大，延及硬膜内外的肿瘤常呈典型的哑铃状。肿瘤在 T_1WI 上呈等信号，T_2WI 上呈高信号，增强后呈明显强化。

神经纤维瘤在脊髓的侧方顺沿神经根生长，较易引起邻近椎弓根与椎体的侵蚀。T_1WI 呈低或等信号，T_2WI 呈高信号，增强后强化明显，靶征为其特征性表现，即病灶中心在 T_1WI 上呈低信号，周边呈环形高信号，其中心低信号为胶原纤维组织，周边高信号为黏液基质成分。

④ 脊膜瘤：好发于胸段脊髓蛛网膜下腔背侧。肿瘤为实性，表面光滑，有完整包膜，有时可见钙化。肿瘤信号在 T_1WI 和 T_2WI 上与脊髓信号相似，增强后明显强化，邻近的硬脊膜可见线形强化，即脊膜尾征。

【报告范例 1】

报告书写：颈椎生理曲度变直，序列正常，各椎体及椎间盘形态信号未见异常。延髓及颈 1～胸 2 椎体水平脊髓明显增粗膨大变形，呈等 T_1、略长 T_2 信号，其内可见多发小囊变

长 T_2 信号影，病变上段为长条状长 T_1、长 T_2 囊变信号，病变上方脊髓中央管扩张，增强病变实质区轻至中度不均匀强化，囊变区未见确切强化（图 3-2-1）。

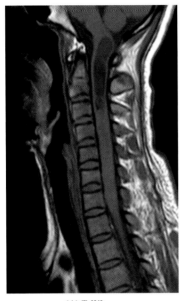 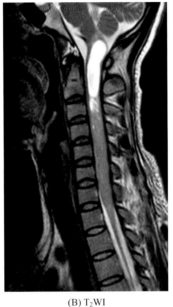 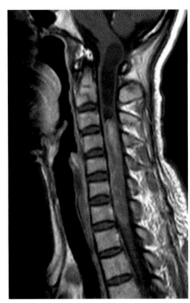

(A) T_1WI (B) T_2WI (C) T_1WI 增强

图 3-2-1 室管膜瘤

【报告范例 2】

报告书写：胸椎生理曲度变直，序列正常，各椎体及椎间盘形态信号未见异常。胸 5～7 椎体水平椎管左后方髓外硬膜下可见一分叶状肿块影，病变边界清楚，T_1WI 为等信号，T_2WI 为以高信号为主的混杂信号。肿块沿胸 6～7 左侧椎间孔生长，呈哑铃状改变，脊髓受压向右前移位，第 6 胸椎椎体局部缺损。增强扫描病变明显均匀强化（图 3-2-2）。

【报告范例 3】

报告书写：胸 T 11～12 椎体水平脊髓左前方硬膜下可见纵行条状等 T_1、等 T_2 信号影，边界清，脊髓明显受压向后移位变形，病灶上方脊髓内见水肿信号，病灶侧蛛网膜下腔略增宽。增强扫描，椎管内病灶均匀、明显强化（图 3-2-3）。

【报告技巧与提示】

① 髓内肿瘤一般多可见脊髓自身增粗及脊髓内信号异常。髓外硬膜下肿瘤 T_1WI 及 T_2WI 均可见典型的蛛网膜下腔增宽，脊髓呈受压改变，硬膜外脂肪线成弧形移位但结构完整。如肿瘤发生在硬膜外，在脊髓与瘤体之间可见一弧形突向椎管的以硬膜和韧带为主要成分的低信号带，硬膜外脂肪区连续性可由于肿瘤的破坏而中断。

② MRI 平扫、增强及磁共振脊髓造影（MRM）是椎管内肿瘤的首要检查方法，能直接显示肿瘤部位、范围及与蛛网膜下腔等邻近结构的关系，增强扫描可判别肿瘤复发及发现沿蛛网膜下腔的种植转移灶。

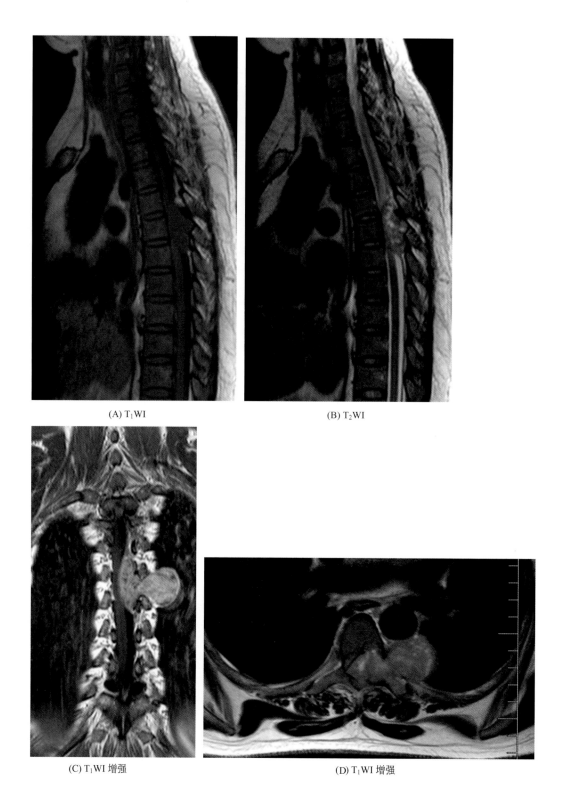

(A) T₁WI

(B) T₂WI

(C) T₁WI 增强

(D) T₁WI 增强

图 3-2-2　神经鞘瘤

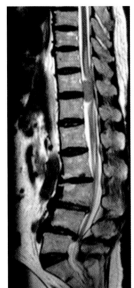
(A) T₂WI 矢状位

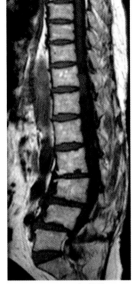
(B) T₁WI 矢状位

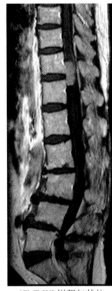
(C) T₁WI 增强矢状位

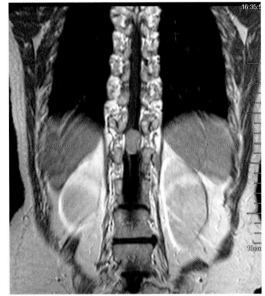
(D) T₁WI 增强冠状位

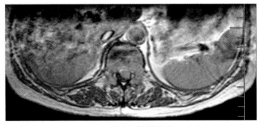
(E) T₁WI 增强轴位

图 3-2-3 脊膜瘤

第四章

头颈部疾病
MRI 诊断报告书写技巧

一、眼眶影像解剖基础

见图 4-1-1。

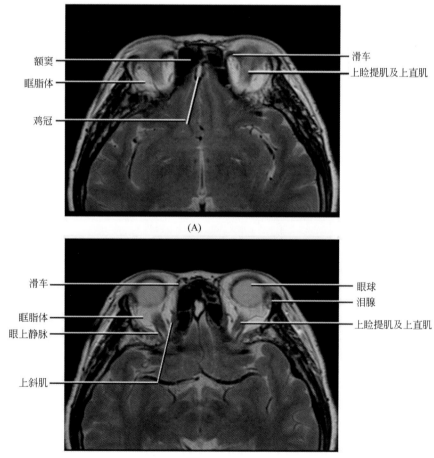

额窦
眶脂体
鸡冠

滑车
上睑提肌及上直肌

(A)

滑车
眶脂体
眼上静脉
上斜肌

眼球
泪腺
上睑提肌及上直肌

(B)

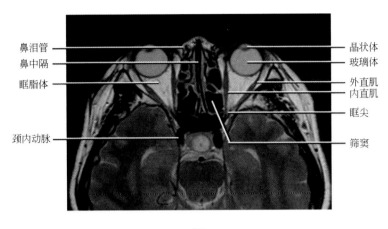

(C)

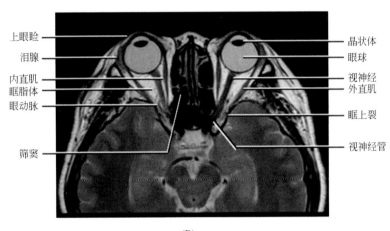

(D)

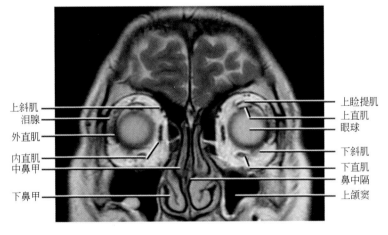

(E)

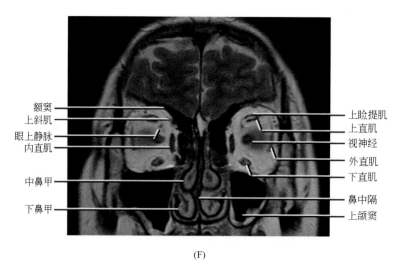

(F)

图 4-1-1 眼眶 MRI 影像解剖

二、正常报告书写要点及示范

【报告范例】

双侧眼球形态、信号未见明显异常。眶内未见异常信号。球后视神经显示正常。颅内未见异常信号。

报告书写要点：注意眼球内结构是否异常；眶内有无异常信号灶；眼外肌及视神经是否增粗、信号异常。

三、颈部影像解剖基础

见图 4-1-2。

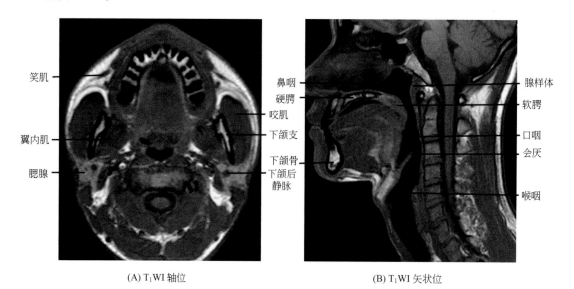

(A) T₁WI 轴位　　　　　　　　　　　(B) T₁WI 矢状位

图 4-1-2 颈部 MRI 影像解剖

四、正常报告书写要点及示范

【报告范例】

双侧咽隐窝清晰，咽后壁光整，轮廓清晰，信号未见异常。会厌、双侧勺会厌皱襞、声襞走行自然，移行区未见异常信号。双侧梨状隐窝、声门腔轮廓清晰。颈部未见肿大淋巴结。

报告书写要点：注意口咽、鼻咽、喉咽以及喉腔形态是否异常；腮腺、下颌下腺及甲状腺形态、大小及信号是否异常；还要注意颈部淋巴结情况。

第二节　眼 眶 疾 病

一、眶内炎性假瘤

【临床线索】

本病多为单侧发病，部分病例也可双侧相继发病，一般为突然起病，有急性炎症表现，在眶缘可触及疼痛性硬块，多数病例经激素和抗感染治疗可消退，但停药后又可反复发作，此为与真性肿瘤不同之处。

【检查方法】

T_1WI、T_2WI、FLAIR、DWI。

【MRI 征象】

① 根据 MRI 所见，可分为以下四种类型。

a. 泪腺型：泪腺弥漫性增大，但基本保持正常泪腺形态。

b. 眼外肌型：一条或多条眼外肌弥漫性肥厚，累及肌腱，邻近眼环可有增厚。眼外肌受累频率由多到少依次为内直肌、外直肌、上直肌、下直肌。

c. 肿块型：可发生于眶前部及球后方，肌锥内外均可发生。形态规则或不规则。

d. 弥漫型：病变广泛，表现为眼环增厚模糊、眼外肌及视神经增粗、泪腺增大。眶内脂肪信号异常。

② 信号改变：以淋巴细胞浸润为主者呈稍长 T_1、稍长 T_2 信号；以纤维增生为主者 T_1WI 及 T_2WI 均呈低信号。

③ 增强后中度至明显强化。

【报告范例】

报告书写：欠清，局部见梭形长 T_1、稍短 T_2 信号肿块影，范围约 $3.42cm \times 1.60cm$，增强后可见明显强化，右侧视神经受压外移，眼球突出，眼球形态、信号未见异常。左侧眼球大小、形态及球内结构未见异常改变。左侧眼外肌及视神经未见增粗，轮廓清楚。双侧泪腺未见增大，信号均匀（图 4-2-1）。

【报告技巧与提示】

① 泪腺型炎性假瘤保持泪腺形态是其与泪腺肿瘤的鉴别要点。

② 眼外肌型炎性假瘤应与 Grave 眼病鉴别，一般前者增厚的眼外肌常外形不清或不规则，肌腱附着处常增厚，且常有眼球壁、泪腺等改变；而后者外形清楚，以肌腹增厚为主，

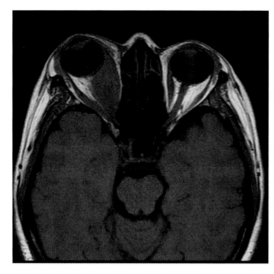
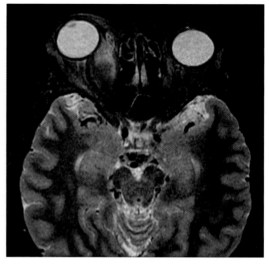

(A) T₁WI   (B) T₂WI

图 4-2-1 眶内炎性假瘤

肌腱附着处正常。

③ 肿块型炎性假瘤应与眶内真性肿瘤鉴别，一般良性肿瘤多有完整包膜，而淋巴瘤则边缘不规整，边界模糊，并可见邻近结构的侵犯。

二、眶内血管瘤

【临床线索】

海绵状血管瘤是成人最常见的眼眶良性肿瘤，多见于 30～50 岁，女性稍多。肿瘤多位于眼眶肌锥内，绝大多数为单发，极少数为多发，生长缓慢。临床主要表现为眼球突出，为无痛、渐行性，压迫眼球可还纳。病程较长，可由数月至数年。眼球多活动自如，视力多无减退或出现较晚。若肿瘤位于眶尖部，则早期出现视力减退，肿瘤较大时可出现眼球运动障碍、眼球移位、视力下降等。

【检查方法】

T₁WI、T₂WI、FLAIR、DWI。

【MRI 征象】

① 多位于肌锥内间隙，呈圆形或卵圆形，部分有浅分叶，眶尖脂肪保留。

② 与眼外肌相比，T₁WI 呈低或等信号，T₂WI 呈高信号，而且随 TE 时间延长，肿瘤信号仍无明显下降。信号均匀。

③ 增强扫描明显强化。动态增强扫描可表现为"渐进性强化"，即动脉期病灶边缘结节状血管样明显强化，延迟扫描见随时间延长，小片状强化影逐渐扩大，最终整个肿瘤明显均匀强化。较大病灶内也可见始终无强化的低密度区，较小病灶早期即可全部明显强化。

【报告范例】

报告书写：右侧眼球后方眶脂体内及左侧眶尖处可见类圆形长 T1、长 T2 信号影，大小约 3.0cm×2.1cm，边界清晰，其内信号均匀，增强后可见不均匀强化。邻近内外直肌受压略移位。双侧眼球结构对称，未见异常信号。眶壁骨质未见破坏（图 4-2-2）。

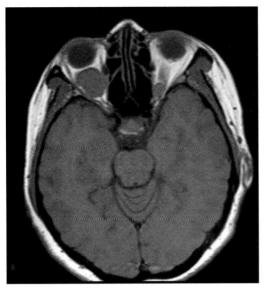

(A) T$_1$WI

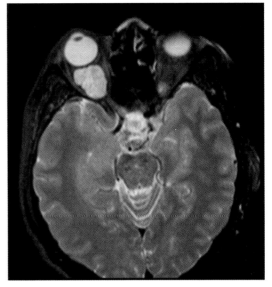

(B) T$_2$WI

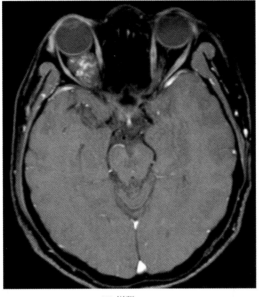

(C) 增强

图 4-2-2 眶内血管瘤

【报告技巧与提示】

① 海绵状血管瘤大多数位于眼眶四条眼直肌围成的锥形空间即肌锥内间隙，肿瘤内有静脉石为本病特征性改变。

② CT 能很敏感地显示静脉石，是诊断本病最主要而且可靠的影像方法。

三、眶内皮样囊肿

【临床线索】

皮样囊肿属皮肤组织残留于体内发展而成的囊性病变，有完整包膜。皮样囊肿囊壁内衬以上皮组织，有汗腺、皮脂腺不断分泌汗液和油脂，也可有毛发，上皮可不断角化脱落。

【检查方法】

T$_1$WI、T$_2$WI、FLAIR、DWI、抑脂序列。

【MRI征象】

① 好发于眶骨缝，尤其是眼眶外上部骨缝处。

② 圆形或类圆形囊性肿块，边缘光滑、清楚。

③ 信号改变：在T$_1$WI、T$_2$WI上均呈脂肪样高信号，少数T$_1$WI、T$_2$WI上都呈混杂信号，包含脂肪信号。抑脂序列脂肪被抑制呈低信号，从而证明是脂肪，则可肯定为皮样囊肿。

④ 增强扫描：病灶基本不强化。有的囊壁可有轻度强化。

【报告范例】

报告书写：右眶内侧见类圆形肿块，边缘光滑、清楚，T$_1$WI内呈不均匀高信号；T$_2$WI病变信号不均，以高信号为主，内混杂不规则中等信号。抑脂T$_1$WI示病变内高信号被抑制呈低信号。双侧眼球大小、形态及球内结构未见异常改变。双侧眼外肌及视神经未见增粗，轮廓清楚。眶脂体内未见异常信号影。双侧泪腺未见增大，信号均匀（图4-2-3）。

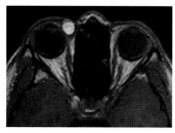 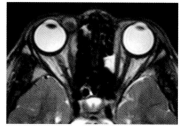 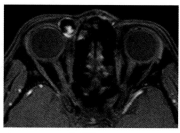

(A) T$_1$WI   (B) T$_2$WI   (C) 抑脂T$_1$WI

图4-2-3　眶内皮样囊肿

【报告技巧与提示】

皮样囊肿多为残留上皮陷入骨缝所致，好发于眶骨膜下各个骨缝中，但以眼眶外侧壁最多见，囊壁与骨缝连接紧密。

四、泪腺多形性腺瘤

【临床线索】

① 泪腺多形性腺瘤，也称泪腺良性混合瘤，是最常见的泪腺肿瘤，起源于腺上皮或肌上皮，绝大多数起源于泪腺眶部。

② 多有完整包膜，边缘光滑。具有多形性，瘤内可见黏膜样变、钙化及骨化。

③ 以40～50岁最多见，女性稍多于男性，其临床表现多为眼眶外上缘无痛性、缓慢生长的肿块，病史较长，容易造成泪腺窝骨质的压迫吸收，形成压迹。

【检查方法】

T$_1$WI、T$_2$WI、FLAIR、DWI。

【MRI征象】

① 位于眼眶外上象限泪腺窝区。

② 可呈类圆形、分叶状或葫芦状，多向眶尖侧生长，边界清楚。

③ 信号：稍长T$_1$、稍长T$_2$信号，信号不均匀，内有囊变。

④ 增强扫描：轻中度强化。

⑤ 常可见泪腺窝开大，骨壁见弧形或分叶状压迹，较大者可造成局部骨质缺损，是泪腺肿瘤显著特征。

【报告范例】

报告书写： 右眶外上象限泪腺窝见类圆形肿块，边缘光滑，呈稍长 T_2，稍长 T_1 信号影，泪腺窝开大，见弧形压迹，邻近眶壁骨质受压变薄，邻近眼外肌受压移位，眼球向外突出。抑脂增强：肿块中度均匀强化。余未见异常改变（图 4-2-4）。

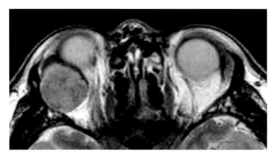
(A) T_2WI

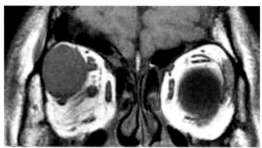
(B) T_1WI

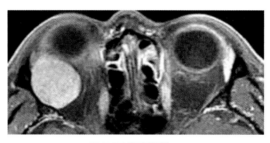
(C) T_1WI 抑脂序列

图 4-2-4　泪腺多形性腺瘤

【报告技巧与提示】

① 眶内泪腺窝区边缘光滑的肿瘤，轻中度强化，伴眶壁骨质压迫性吸收，首先应想到泪腺多形性腺瘤。

② 炎性假瘤及泪腺炎也可使泪腺增大，但一般临床上有眼痛或局部肿胀疼痛，泪腺增大以泪腺睑部明显，仍保持正常泪腺形状，与多形性腺瘤位于眶部、局部泪腺变形不同。炎性假瘤尚可伴眼外肌肥大、眼环增厚、视神经增粗等改变，而不造成泪腺窝骨质的改变。

③ 眼眶外上方其他肿瘤亦可与泪腺肿瘤混淆，应注意鉴别。

④ MRI 的软组织分辨率高，能准确显示病变范围及内部结构，但对于有泪腺窝骨质破坏的肿瘤恶变，MRI 则不如 CT 显示得明确。

■■■ 第三节　耳　疾　病 ■■■

一、中耳乳突炎

1. 分泌性中耳乳突炎

【临床线索】

分泌性中耳乳突炎是一种非化脓性炎症。咽鼓管阻塞是本病的基本原因，如腺样体肥大、鼻咽部淋巴组织增生或肿瘤压迫，使中耳鼓室内外压力不平衡而体液渗出。感染及免疫反应亦被认为是本病的重要病因。

【检查方法】

T_1WI、T_2WI、FLAIR。

【MRI 征象】

① 鼓室、鼓窦及乳突蜂房内不含气的长 T_1、长 T_2 信号或短 T_1 长 T_2 信号，信号变化与渗出液内蛋白含量的多少有关。

② 有时可显示造成分泌性中耳乳突炎的原因，如鼻咽部腺样体肥大、占位等。

【报告范例】

报告书写：双侧乳突小房内及中耳腔内可见多发长 T_2 信号影，内耳膜迷路形态及信号未见异常改变（图 4-3-1）。

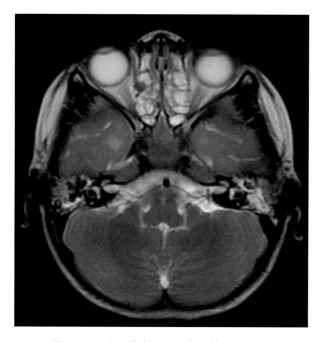

图 4-3-1 分泌性中耳乳突炎（轴位 T_2WI）

【报告技巧与提示】

因积液性质不同，又分为卡他性中耳乳突炎、浆液性中耳乳突炎和渗出性中耳乳突炎。影像上与急性化脓性中耳乳突炎近似，应注意结合临床资料，后者多有耳部疼痛及流脓病史，查体鼓膜有穿孔，影像上可进一步发展出现骨髓炎或脓肿等，有助于诊断。

2. 急性化脓性中耳乳突炎

【临床线索】

本病起病急，临床表现为耳痛、发热及耳部流脓，可伴有耳周及耳后软组织肿胀。

【检查方法】

T_1WI、T_2WI、FLAIR、DWI轴位。

【MRI 征象】

① 中耳乳突炎：鼓室、鼓窦及乳突蜂房内见长 T_1、长 T_2 信号。

② 耳旁及耳后软组织肿胀，呈弥漫性稍长 T_1、长 T_2 信号。形成脓肿时，病变内见团块影，呈长 T_1、更长 T_2 信号，脓肿壁为低信号。增强扫描脓肿壁明显环形强化。

③ 耳源性脑膜炎及耳源性脑脓肿。多由炎症直接蔓延或细菌经血行感染。脑膜炎以附着于岩锥的硬脑膜最多，增强扫描可见脑膜条片状强化。脑脓肿好发于小脑半球或颞叶，平扫可见脑实质大片长 T_1、长 T_2 信号，增强扫描其内可见环状强化。

【报告范例】

报告书写： 左侧中耳及乳突蜂房内见稍长 T_1，长 T_2 信号影，右侧乳突见少量稍长 T_1，长 T_2 信号影。内耳膜迷路形态及信号未见异常改变（图 4-3-2）。

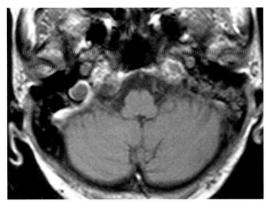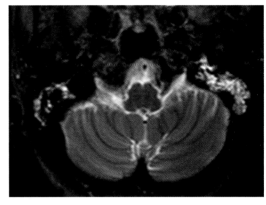

(A) T_1WI (B) T_2WI

图 4-3-2　急性化脓性中耳乳突炎

【报告技巧与提示】

单纯的急性化脓性中耳乳突炎影像检查见中耳腔内积脓，密度增高，无骨质破坏，影像上与分泌性中耳乳突炎相似，但结合病史不难诊断，一般无需 MRI 检查。当炎症较重，怀疑有颅内感染时，MRI 优于 CT，能够显示炎症扩散的范围及颅内受累的结构。

3. 慢性化脓性中耳乳突炎

【临床线索】

慢性化脓性中耳乳突炎是耳科最常见的感染性疾病，多由急性化脓性中耳乳突炎未经治疗或治疗不当发展而来，一般认为急性炎症超过 2 个月还未能治愈即转为慢性。各型慢性化脓性中耳乳突炎共同的临床表现为长期或反复的耳道流脓伴有听力下降，查体可见骨膜穿孔。胆脂瘤型有时可有白色有恶臭的鳞片或豆渣样物流出。

【检查方法】

T_1WI、T_2WI、FLAIR。

【MRI 征象】

① 硬化型：无信号的乳突因气化不良而体积明显减小。

② 单纯型：无信号的岩锥内鼓室、鼓窦区长 T_1、长 T_2 信号影；若脓液黏稠，也可呈短 T_1、长 T_2 信号。

③ 肉芽型：鼓室、鼓窦区斑片状或块状影，T_1WI 呈等或稍低信号，T_2WI 呈稍高信号，鼓室、鼓窦扩大不明显。增强扫描明显强化。

④ 胆脂瘤型：鼓室、鼓窦区团块状影，T_1WI 呈等或稍低信号，T_2WI 呈稍高信号，鼓室、鼓窦多明显扩大、变形，边缘光滑，增强扫描无强化或仅边缘强化是其特点。较大的胆

脂瘤突破骨壁，与颅腔相通，可造成颅内感染。

【报告范例】

　　报告书写：右侧中耳鼓室、鼓窦及鼓窦入口扩大，边缘光滑，内见不均匀稍长 T_1 及长 T_2 信号影。增强扫描右中耳病变边缘线状强化。冠状位增强示右中耳病变边缘线状强化，病变向上发展，鼓室盖低信号不见，可见邻近硬脑膜线状明显强化，为合并硬脑膜炎（图 4-3-3）。

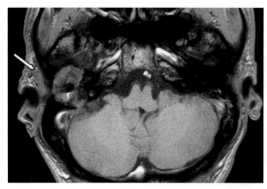

(A) 轴位 T_1WI

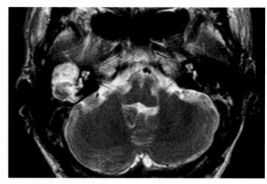

(B) 轴位 T_2WI

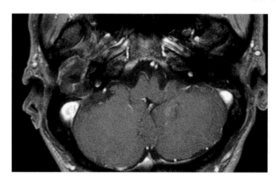

(C) 轴位 T_1WI 增强扫描

图 4-3-3　慢性化脓性中耳乳突炎

【报告技巧与提示】

　　本病结合临床症状较易诊断，CT 多能明确诊断。MRI 多用于明确有无颅内感染。鉴别诊断主要是胆脂瘤型、肉芽肿型之间的鉴别。胆脂瘤型多能形成较大的破坏区，边缘光滑，增强扫描不强化或仅边缘强化，肉芽肿型明显强化，有助于鉴别诊断。

二、胆脂瘤

【临床线索】

　　胆脂瘤分为原发性胆脂瘤和继发性胆脂瘤两种，病理表现基本相同，均为脱落的角化上皮堆积所致。其中继发性者多见，约占 98%，好发于外耳道、上鼓室及乳突窦等处。

【检查方法】

　　T_1WI、T_2WI、FLAIR。

【MRI 征象】

　　等 T_1、略长 T_2 信号，增强扫描肿瘤实质无强化，边缘可有强化。

【报告范例】

　　报告书写：右侧乳突内见斑片状长 T_2、短 T_1 信号影（图 4-3-4）。

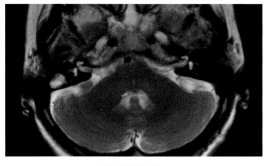 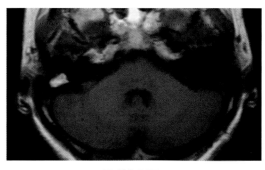

(A) 轴位 T_2WI 　　　　　　　　　　　　　　　 (B) 轴位 T_1WI

图 4-3-4　原发性胆脂瘤

【报告技巧与提示】

　　本病需与面神经肿瘤鉴别，本病多为局限性膨胀性骨质破坏，增强扫描无强化，而面神经肿瘤可明显强化。

第四节　鼻、咽喉疾病

一、鼻窦炎

　　1. 急性鼻窦炎

【临床线索】

　　急性鼻窦炎症状多发生在感冒后，有持续的鼻塞、流脓涕及头痛。

【检查方法】

　　T_1WI、T_2WI。

【MRI 征象】

　　① 窦内积液：多为长 T_1、长 T_2 信号，有时可见气液平面，增强扫描无强化。

　　② 黏膜增厚：T_1WI 为等或稍低信号，T_2WI 为高信号，增强扫描明显强化。

【报告范例】

　　报告书写：双侧鼻窦气化良好，右侧上颌窦内可见长 T_1，长 T_2 信号影，同时可见气液平面，增强扫描示上颌窦黏膜面增厚，明显强化。窦壁骨质连续，无增厚和破坏。鼻中隔居中。双侧鼻甲大小适中，鼻道通畅（图 4-4-1）。

【报告技巧与提示】

　　本病结合临床症状及 MRI 表现不难诊断。

　　2. 慢性鼻窦炎

【临床线索】

　　常见临床表现为鼻阻、反复流涕和后吸性分泌物，也可有鼻出血、嗅觉减退、头痛和面部疼痛。

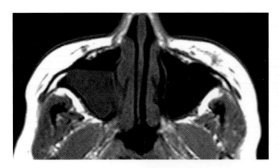
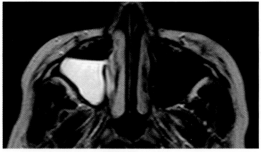

(A) T$_1$WI   (B) T$_2$WI

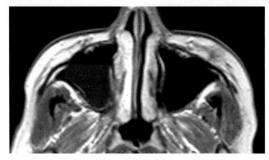

(C) T$_1$WI 增强扫描

图 4-4-1　急性鼻窦炎

【检查方法】

T$_1$WI、T$_2$WI。

【MRI 征象】

① 慢性炎症的典型表现为黏膜增厚，窦壁骨质硬化，表现为窦壁骨质低信号增宽，增强扫描黏膜线状强化，黏膜纤维组织增生明显时可无强化。

② 随着分泌物中蛋白质含量不同而信号不同。

a. 早期呈 T$_1$WI 低、T$_2$WI 高信号。

b. 分泌物中水分吸收，蛋白质含量逐渐增加，T$_1$WI 信号升高可呈高信号，T$_2$WI 亦为高信号。

c. 随着蛋白质含量进一步增加，T$_2$WI 信号逐渐下降，甚至呈低信号；当分泌物呈半凝固状态时，T$_1$WI 及 T$_2$WI 均呈低信号。

③ 可形成黏膜下囊肿。

【报告范例】

报告书写：双侧鼻窦气化良好，右侧上颌窦黏膜线状肥厚，T$_2$ 呈稍高信号。窦腔见长 T$_1$、长 T$_2$ 信号积液影，窦壁骨质增厚、低信号增宽。增强扫描右上颌窦黏膜线状明显强化。鼻中隔略向左侧偏曲。双侧鼻甲大小适中，鼻道通畅（图 4-4-2）。

【报告技巧与提示】

MRI 能反映继发于阻塞后窦腔内液体的生化改变特征，可为 CT 的补充。

3. 真菌性鼻窦炎——真菌球

【临床线索】

临床表现包括鼻阻、血涕、脓性或恶臭分泌物、单侧面部疼痛、头痛，尤其血涕较其他鼻窦炎更常见。鼻镜检查可发现典型的分泌物，此种分泌物为不同色泽、干酪样、极易破碎

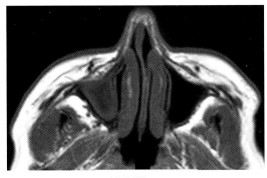 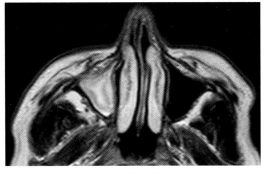

(A) T$_1$WI　　　　　　　　　　　　　　　　　　　(B) T$_2$WI

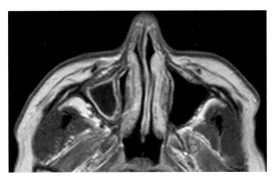

(C) T$_1$WI 增强扫描

图 4-4-2　慢性鼻窦炎

的团块，常伴有恶臭。

【检查方法】

T$_1$WI、T$_2$WI。

【MRI 征象】

① 绝大多数只侵犯一个鼻窦，上颌窦最常见，其他依次为蝶窦、筛窦，额窦罕见。

② 窦腔不含气，信号不均，T$_1$WI 内容物呈低、等或高信号，T$_2$WI 呈高信号，并常见混杂极低信号，为病灶内钙化灶。增强后内部无强化，窦壁黏膜有明显不规则线状强化。

③ 窦腔可扩大变形，有时可见窦壁增厚，表现为无信号骨壁增宽。

【报告范例】

报告书写：双侧鼻窦气化良好。左侧蝶窦略扩大，内可见不均匀短 T$_1$、长 T$_2$ 信号影，底部见斑片状极低信号。增强扫描蝶窦内病变无强化，蝶窦窦壁黏膜线状明显强化。鼻中隔居中。双侧鼻甲大小适中，鼻道通畅（图 4-4-3）。

【报告技巧与提示】

MRI 显示钙化能力有限，需要结合 CT 检查，但 MRI 能很好地显示真菌慢性刺激造成的黏膜不规则增厚。

二、鼻窦癌

【临床线索】

鼻窦癌多见于中老年，肉瘤则多发于青年，以男性多见。主要症状为鼻塞、血涕、头痛、面部不适等。晚期可表现为面部畸形、肿胀、复视、运动受限等。

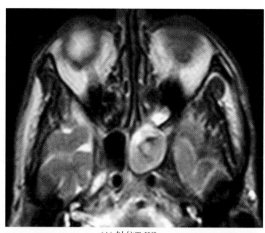

(A) 轴位T$_2$WI

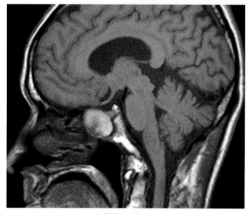

(B) 矢状位T$_1$WI

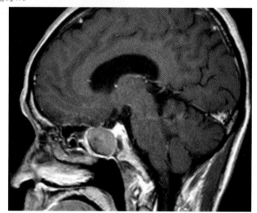

(C) 矢状位增强扫描

图 4-4-3 真菌性鼻窦炎

【检查方法】

    T$_1$WI、T$_2$WI、FLAIR、DWI。

【MRI 征象】

    ① 鼻窦恶性肿瘤以上颌窦最常见，约占 4/5，其次是筛窦。表现为鼻窦内不规则软组织肿块，多侵及窦外。

    ② T$_1$WI 和 T$_2$WI 肿瘤多为中等信号。在 T$_2$WI 上肿瘤信号低于黏膜及鼻窦内炎症信号。增强扫描肿瘤中等以上不均匀强化。

【报告范例】

    报告书写：左筛窦内可见肿块影，长入鼻腔，呈稍长 T$_1$ 信号，稍长 T$_2$ 信号，信号欠均匀，左侧鼻腔扩大，广泛骨破坏，表现为左上颌窦内侧壁、筛窦分隔、鼻中隔及鼻甲骨质低信号消失。左上颌窦、额窦内积液，呈短 T$_1$、长 T$_2$ 信号影，同时见左侧上颌窦黏膜增厚呈长 T$_1$、长 T$_2$ 信号影。增强扫描肿物中等强化，边界显示较清楚（图 4-4-4）。

【报告技巧与提示】

    MRI 对肿瘤引起骨质破坏显示不及 CT 清楚，但对肿瘤范围显示较好，且能区分肿瘤与鼻窦内阻塞性炎症。

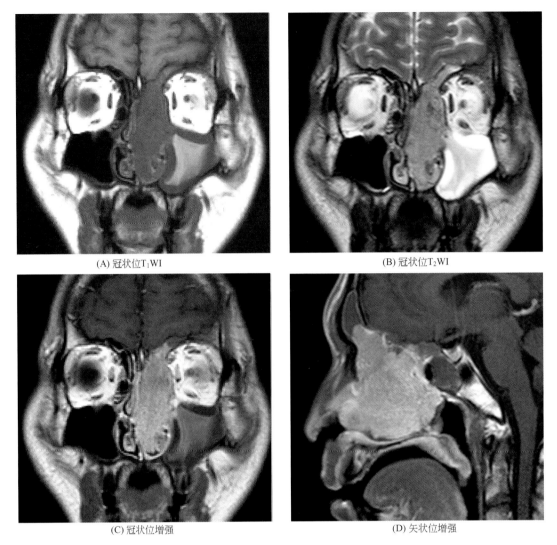

(A) 冠状位T₁WI

(B) 冠状位T₂WI

(C) 冠状位增强

(D) 矢状位增强

图 4-4-4　鼻窦癌，副鼻窦炎

三、上颌窦囊肿

【临床线索】

上颌窦囊肿分为黏液囊肿、黏膜囊肿和发生于上颌骨的牙源性囊肿。黏液囊肿为鼻窦口的长期闭塞、窦内分泌物潴留而形成。黏膜囊肿包括黏膜腺囊肿（潴留囊肿）及浆液囊肿（黏膜下囊肿）。黏膜腺囊肿多见于上颌窦，为黏膜腺体分泌物在腺泡内潴留而形成；浆液下囊肿是继发于炎症或变态反应的黏膜下积液，常发生在上颌窦内。

【检查方法】

T₁WI、T₂WI。

【MRI 征象】

① 基底部位于窦壁的半球形或球形异常信号，边界清楚、锐利。较大囊肿可占据大部分窦腔。

② T₁WI 为低信号或中等信号，T₂WI 则为高信号。

③ 增强扫描时，表面黏膜可有轻度线状强化，内部无强化。

【报告范例】

报告书写：双侧鼻窦气化良好。右侧上颌窦窦腔膨大，其内充满囊状长 T_1 长 T_2 信号均匀信号影，上缘游离，呈光滑弧线状。邻近窦壁骨质吸收变薄。鼻中隔居中，双侧鼻甲大小适中，鼻道通畅（图 4-4-5）。

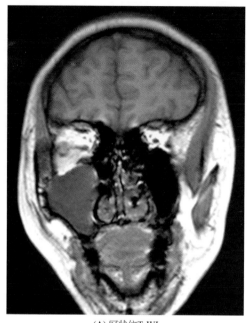
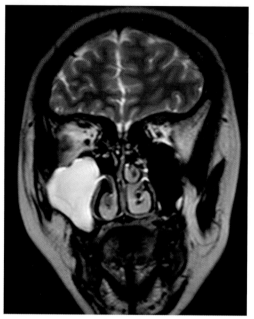

(A) 冠状位T_1WI (B) 冠状位T_2WI

图 4-4-5　上颌窦囊肿

【报告技巧与提示】

本症根据 MRI 表现，较易诊断，鉴别诊断包括鼻窦黏液囊肿和肿瘤，黏液囊肿更常见于额窦、筛窦，明显膨胀，易侵入邻近结构；鼻窦肿瘤 MRI 上呈实性强化。

四、鼻咽癌

【临床线索】

① 鼻咽癌是头颈部最常见的恶性肿瘤，是我国南方最常见的恶性肿瘤之一。其病因与遗传、环境和 EB 病毒感染等多种因素相关。好发于中年男性，但可发生于任何年龄段。

② 本病早期症状隐蔽，常因广泛浸润周围组织及发生淋巴结转移后才发现，涕血或痰内带血丝为鼻咽癌最常见的早期症状之一。其他症状有鼻塞、耳鸣、耳闷塞及听力减退（阻塞或压迫咽鼓管咽口）等。不少病人以颈部肿块或脑神经损害为首发症状而就诊。

③ 鼻咽镜检查肿瘤呈紫红色，触之易出血。

④ 实验室检查 EB 病毒抗体增高。

【检查方法】

T_1WI、T_2WI、FLAIR、DWI。

【MRI 征象】

① 早期：咽隐窝变浅、消失，咽侧壁增厚，T_2WI 正常黏膜高信号减低或中断。

② 中晚期：

a. 鼻咽部不规则形软组织肿块，多以咽隐窝为中心，T_1WI 呈低、中等信号，T_2WI 呈中等、高信号，信号较均匀。增强扫描轻度至中度强化。

b. 侵犯周围结构：常见咽旁间隙脂肪信号消失，可侵及颈动脉间隙、咽后间隙、颞下窝、鼻腔、鼻窦、眼眶和颅内。

c. 颅底骨质侵犯：松质骨内脂肪高信号消失，以 T_1WI 敏感。

d. 淋巴结转移：可早期出现。最早常为咽后组淋巴结，最多见的为颈深上、中组淋巴结。多与病变同侧，当肿瘤达中线或侵犯对侧时，可为双侧并可聚集或融合。增强扫描肿大的淋巴结轻度至中度强化。

e. 继发分泌性中耳乳突炎：由于癌肿侵犯咽鼓管咽口，使中耳腔压力降低，中耳及乳突内积液。

【报告范例】

报告书写：鼻咽后壁及下壁软组织增厚，咽隐窝及咽鼓管咽口变浅，可见软组织信号影突入鼻咽腔，鼻咽腔缩小变形不对称，信号较均匀，境界不清，双侧咽旁间隙受侵，增强扫描明显强化，左侧上颌窦及双侧颈部可见多发肿大淋巴结，较大者直径约 2.1cm×1.3cm，增强扫描见强化。双侧上颌窦、蝶窦肌筛窦黏膜增厚，双侧下鼻甲肥大（图 4-4-6）。

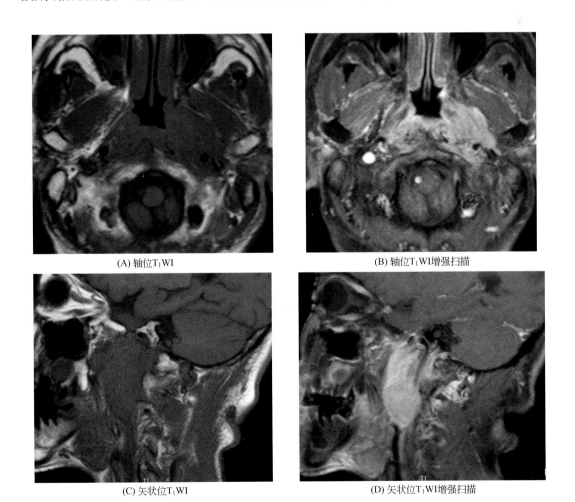

(A) 轴位T_1WI 　　(B) 轴位T_1WI增强扫描

(C) 矢状位T_1WI 　　(D) 矢状位T_1WI增强扫描

图 4-4-6　鼻咽癌，副鼻窦炎

【报告技巧与提示】

　　本病多能经鼻咽镜下活检而获得明确的病理诊断。影像学检查的主要目的在于了解肿瘤向深部浸润的范围，为临床精确分期及放疗提供客观依据，并用于放疗后随访。MRI 在显示鼻咽癌的大小、形态及其侵犯范围，尤其是颅内侵犯方面要优于 CT。同时，MRI 检查对了解鼻咽癌放疗后的脑损伤有很大帮助。

五、喉癌

【临床线索】

　　喉癌好发于 40 岁以上男性、嗜烟酒者。喉癌主要临床症状有声音嘶哑、呼吸困难、咽喉痛、喉部不适等，发生溃烂者常有咽喉痛和痰中带血等症状。

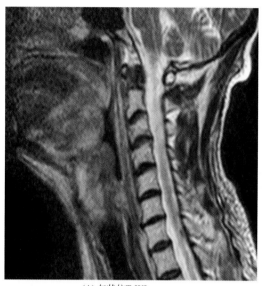

(A) 矢状位T$_2$WI

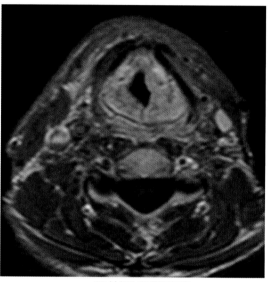

(B) 轴位T$_1$WI增强扫描

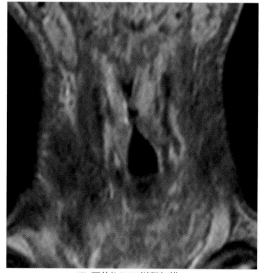

(C) 冠状位T$_1$WI增强扫描

图 4-4-7　声门上型喉癌

【检查方法】

T_1WI、T_2WI、FLAIR、DWI。

【MRI 征象】

① 喉内结构增厚和喉腔肿物，T_1WI 低信号、T_2WI 中等信号，增强后有不同程度强化。肿瘤可使喉腔变形和阻塞气道，其程度取决于肿瘤的大小、位置和生长方式。

② 肿瘤侵犯喉旁间隙：会厌前间隙、声门旁间隙受侵，T_1WI 表现为正常高信号的脂肪为中等信号的肿瘤所取代。

③ 喉软骨受侵：T_1WI 低信号，T_2WI 中等、高信号，抑脂序列有利于早期显示。

④ 颈部淋巴结转移：声门上型多见，声门型少见。多为颈静脉链周围及颈后三角区淋巴结，双侧淋巴结转移不少见，尤其是肿瘤已侵过中线。

【报告范例】

报告书写： 左侧会厌喉面、会厌谿至室带增厚，范围约 2.5cm×1.2cm，呈不均匀少长 T_2 长 T_1 信号影，表面欠光滑，气道变窄，增强扫描可见轻度强化。双侧喉旁间隙显示清晰。甲状软骨及环状软骨未见侵蚀破坏。左侧颈部可见肿大淋巴结影（图 4-4-7）。

【报告技巧与提示】

临床医师依据喉镜和活检，对喉癌的定性诊断并不困难。影像检查的目的是确定肿瘤的范围、与周围重要结构的关系及评价有无颈部淋巴结转移，以选择治疗方案。对于喉癌患者，影像评价喉部软骨有无受侵是影像学检查的一个重要方面。环状软骨和甲状软骨受侵使放疗的预后变差，是标准部分喉切除术的禁忌证。声门上型喉癌侵犯软骨不多，声门型或声门下型癌常有喉软骨受侵。颈部转移淋巴结多较大，约 75% 有明显的边缘强化、内部坏死的典型鳞癌转移征象。转移淋巴结包膜外侵犯多见，常侵及周围结构，需要注意与颈动脉的关系。

第五节 口 腔 疾 病

一、腮腺炎

【临床线索】

急性腮腺炎以发热，耳下腮部弥漫性肿胀、疼痛为临床症状；而慢性腮腺炎临床特点为间歇性复发，发作期腮腺区肿胀、疼痛，导管口有白色黏稠胶状物溢出。

【检查方法】

T_1WI、T_2WI、FLAIR。

【MRI 征象】

腮腺急性炎症时腮腺呈弥漫性肿大，呈长 T_1、长 T_2 信号改变，可双侧发病；腮腺慢性炎症伴有淋巴结反应性增生；若有脓肿形成，可见到环形强化的囊性病灶。

【报告范例】

报告书写： 右侧腮腺明显增大，呈略不均匀长 T_1、长 T_2 信号改变。形体欠规则，边界清晰，周围软组织呈受压改变。增强扫描右侧腮腺呈较均匀强化，强化程度略高于对侧腮腺。颈部未见肿大淋巴结影，邻近颅底骨及下颌骨未见异常（图 4-5-1）。

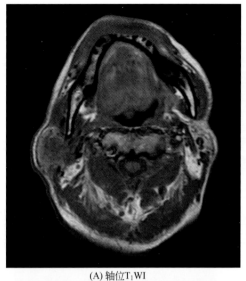

(A) 轴位T$_1$WI

(B) 轴位T$_2$WI

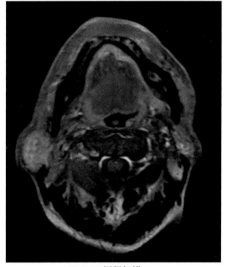

(C) T$_1$WI增强扫描

图 4-5-1 腮腺炎

【报告技巧与提示】

腮腺炎结合临床症状不难诊断。

二、腮腺多形性腺瘤

【临床线索】

多形性腺瘤又叫混合瘤，起源于具有多向分化潜能的上皮细胞，因上皮细胞形态多样而命名。因此肿瘤内常见囊性低密度灶及小钙化灶。腮腺多形性腺瘤是涎腺最常见的良性上皮性肿瘤，占 60%～70%。发病年龄平均为 42 岁。

【检查方法】

T$_1$WI、T$_2$WI、FLAIR、DWI。

【MRI 征象】

肿瘤较小时信号较均匀，呈等 T_1、稍长 T_2 信号影，周围常可见低信号薄壁包膜，边缘光滑、信号均匀的肿块，可分叶，与周围组织分界清楚。发生坏死、囊变时，T_1WI 及 T_2WI 信号不均匀。增强后可程度不同的强化。

【报告范例】

报告书写：左侧腮腺内可见一大小约 $1.5cm \times 1.6cm$ 的类圆形长 T_1、长 T_2 信号影，边界清晰，T_2 肿块边缘可见不规则低信号环绕。邻近结构未见明显受压。右侧腮腺大下及形态未见异常。下颌骨及颅底骨未见明显侵蚀破坏，颈部未见肿大淋巴结影（图 4-5-2）。

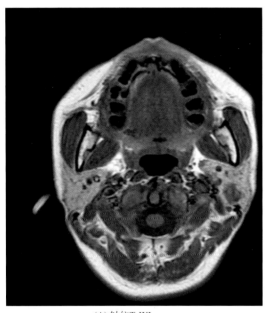

(A) 轴位 T_1WI (B) 轴位 T_2WI

图 4-5-2　腮腺多形性腺瘤

【报告技巧与提示】

T_2WI 高信号的瘤体内出现低信号的纤维间隔及条索，极低信号的钙化，常提示为混合瘤。源自腮腺深叶的腮腺混合瘤需与咽旁肿块相鉴别，一般腮腺深叶肿块与周围腮腺组织之间无脂肪组织，而腮腺外肿瘤与邻近正常腮腺组织之间常有脂肪线作为分界。

三、颌骨牙源性囊肿

【临床线索】

临床上多见于青少年，好发于 $10 \sim 40$ 岁，男性多于女性，初期无自觉症状，若继续生长，骨质逐渐向周围膨胀则形成面部畸形。

【检查方法】

T_1WI、T_2WI。

【MRI 征象】

T_1WI 上囊液呈低中信号，T_2WI 上呈高信号，所含牙根及牙冠呈低信号，T_2WI 上囊壁呈中等信号。增强后，囊壁可强化，厚薄均匀。

【报告范例】

　　报告书写： 右侧上颌窦内囊状高信号影内见牙齿低信号影（图4-5-3）。

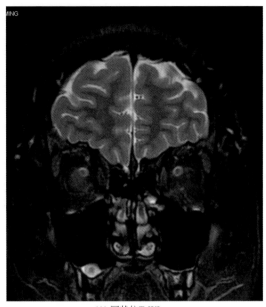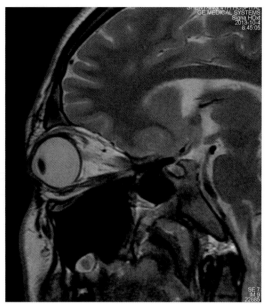

(A) 冠状位T$_2$WI 　　　　　　　　　　　　(B) 矢状位T$_2$WI

图 4-5-3　颌骨牙源性囊肿

【报告技巧与提示】

　　好发下颌骨第3磨牙区和上颌前牙区，结合临床病史及临床表现多可明确诊断。

■■■ 第六节　甲状腺疾病 ■■■

一、结节性甲状腺肿

【临床线索】

　　好发生于中年人，以女性多见。常为偶然发现甲状腺包块或硬结，可伴有疼痛，还可有甲状腺功能亢进症状。

【检查方法】

　　T$_1$WI、T$_2$WI、FLAIR、DWI。

【MRI征象】

　　① 甲状腺呈对称性或不对称性不同程度增大，信号不均。甲状腺边缘清晰，周围脂肪间隙存在而无浸润征象。

　　② 甲状腺内多个、散在结节，无包膜，边界清楚或不清楚，信号不均，实性部分可呈中等、稍低或稍高信号；囊性部分T$_2$WI常呈高信号，T$_1$WI可为低、中等或高（蛋白含量高的胶体、出血）信号，钙化斑为无信号区。

　　③ 增强扫描结节轻度强化或无强化。

【报告范例】

　　报告书写：甲状腺右叶增大，信号不均，内见多发结节，边界欠清楚，T_1 其内结节呈等低信号，T_2 中心见斑片状更高信号区提示囊性变。矢状位 T_2WI 显示甲状腺上极极低信号结节，为钙化灶。甲状腺左叶大小正常，形态及信号未见异常改变（图 4-6-1）。

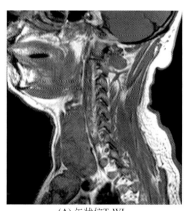 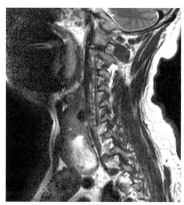

(A) 矢状位T_1WI　　　　　　　　(B) 矢状位T_2WI

图 4-6-1　结节性甲状腺肿

【报告技巧与提示】

　　MRI 检查可以显示直径 3～5mm 的结节。同时对于显示甲状腺肿继发的气管、食管、大血管的受压异位很有价值。

二、甲状腺腺瘤

【临床线索】

　　甲状腺腺瘤通常为单发结节，包膜完整，缓慢膨胀性生长。肿瘤内常伴有出血、纤维化和钙化。临床以 20～40 岁女性多见，一般无明显的自觉症状，约 20% 的患者可伴有甲状腺功能亢进。

【检查方法】

　　T_1WI、T_2WI、FLAIR、DWI。

【MRI 征象】

　　① 单发。

　　② 类圆形结节或肿块，呈稍长 T_1、稍长 T_2 信号，乳头状囊腺瘤内可见液性信号区；当腺瘤内有出血时，则信号可不均匀，T_1WI 信号增高。

　　③ 边缘较清，可以见到完整的低信号晕环（包膜），其厚薄不一。

　　④ 增强扫描腺瘤实质部分中度以上强化，而囊变及出血部分无强化。

【报告范例】

　　报告书写：左侧甲状腺外上方可见椭圆形、大小约 6.1cm×4.4cm×4.5cm 的肿块影，可见完整包膜，边界清楚，T_2WI 以高信号为主，其内可见多发大小不等、形态不规则低信号影。左侧颈总动脉受压被向外推移（图 4-6-2）。

【报告技巧与提示】

　　一般而言，见有完整包膜的单发肿物常提示为甲状腺腺瘤。主要与结节性甲状腺肿及甲

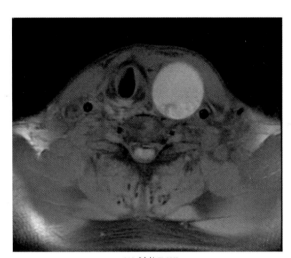
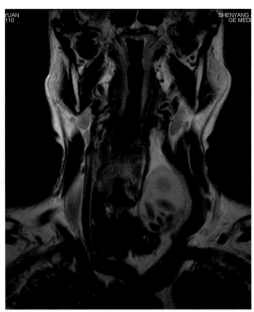

(A) 轴位T₂WI (B) 冠状位T₂WI

图 4-6-2　甲状腺腺瘤

状腺癌鉴别。结节性甲状腺肿结节无完整包膜，且周围甲状腺组织不正常，增强扫描结节强化不明显。甲状腺癌多见于儿童或 60 岁以上的男性，肿块形态不规则，分界不清，信号明显不均匀，可有颈部淋巴结转移。

三、甲状腺癌

【临床线索】

甲状腺癌为最常见的甲状腺恶性肿瘤。可以原发，也可以由甲状腺腺瘤或结节性甲状腺肿恶变而来。临床上有声音嘶哑、吞咽困难、呼吸不畅等症状。

【检查方法】

T_1WI、T_2WI、FLAIR、DWI。

【MRI 征象】

T_1WI 上呈稍高、稍低或等信号，肿瘤内出血可呈短 T_1 信号。T_2WI 上肿块通常呈不均匀高信号。MRI 可清楚显示肿瘤对周围组织结构的侵犯及肿大淋巴结。增强后肿块不均匀强化，但强化程度低于正常甲状腺组织。

【报告范例】

报告书写：甲状腺右侧叶膨大，其内信号不均，可见不规则肿块影，呈混杂信号改变，其内椭圆形稍高信号影，周围脂肪间隙减小；STIR 序列（抑脂序列）增强扫描边缘条带状及结节状明显强化，其内高蛋白物质未见强化。颈部可见肿大淋巴结影（图 4-6-3）。

【报告技巧与提示】

注意观察肿块邻近的甲状腺包膜是否完整、邻近组织受侵以及周围淋巴结转移情况。MRI 检查，就甲状腺肿物本身而言，没有完全可靠的征象用于区分良性和恶性，如果有所属淋巴结肿大、喉返神经、甲状软骨或其他喉软骨破坏等表现，则有利于恶性的诊断。同时，钙化不是鉴别良、恶性肿瘤的依据。

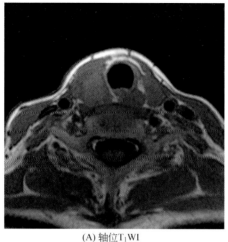

(A) 轴位 T_1WI (B) 轴位 T_1WI 抑脂序列增强扫描

图 4-6-3 甲状腺癌

第七节 颈动脉体瘤

【临床线索】

颈动脉体瘤多见于女性，好发于中青年，一般无家族史。颈动脉体瘤生长缓慢，初发现时多为颈部无痛性肿块，大多数有搏动感，患者多无自觉症状。

【检查方法】

T_1WI、T_2WI、FLAIR、DWI。

【MRI 征象】

T_1WI 信号与肌肉相仿，呈中等信号。T_2WI 呈不均匀高信号。增强后肿瘤明显强化。肿瘤内血管丰富，有时内可见 T_1WI 及 T_2WI 点状和条状迂曲低信号影为其特征。

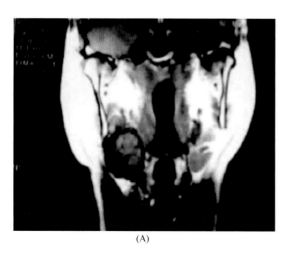
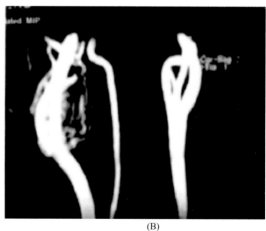

(A)   (B)

图 4-7-1 颈动脉瘤

【报告范例】

　　报告书写: 右侧颈内动脉发叉处见类圆形等 T_1、长 T_2 信号影,大小约 $2.6 \times 3.7 \times 3.2cm$,内信号欠均匀,边界欠清。增强后明显不均匀强化(图 4-7-1)。

【报告技巧与提示】

　　颈动脉体位于双侧颈动脉分叉处后内侧壁外鞘下,是人体最大的副神经节。颈动脉间隙软组织肿块,增强后明显强化,应首先考虑本病。本病需与颈动脉间隙内的神经鞘瘤、血管瘤鉴别。神经鞘瘤血管不丰富,病灶较大时,可有囊变坏死。血管瘤钙化率较高,有时可见肿瘤内静脉石。

第五章

呼吸系统疾病的 MRI 诊断报告书写技巧

第一节　呼吸系统读片基础

一、影像解剖基础

见图 5-1-1。

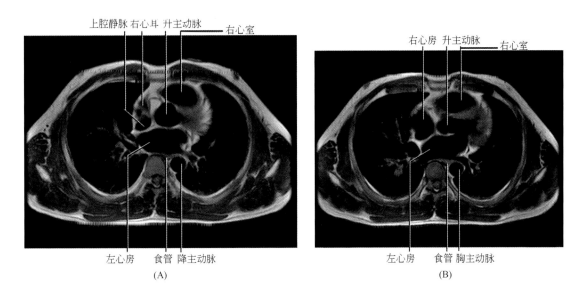

（A）　　　　　　　　　　　　　　（B）

图 5-1-1　呼吸系统 MRI 影像解剖

二、正常报告书写要点及示范

报告书写要点： 胸壁肌肉在 T_1WI 及 T_2WI 上均呈较低信号，其间可见线状的高信号脂肪及无信号的流空血管影。气管及支气管内有气体，不产生 MRI 信号，仅能由周围脂肪的高信号衬托其大小及走行。胸腺与脂肪信号类似。

第二节　中央型肺癌

【临床线索】

病人出现咯血、刺激性咳嗽、胸痛。

【检查方法】

T_1WI、DWI。

【MRI 征象】

MRI 显示支气管壁增厚、管腔狭窄及腔内结节。肿块呈长 T_1、长 T_2 信号。

【报告范例】

报告书写：左肺上叶可见不规则形肿块影，T_1WI 肿块呈稍高信号影，与周围组织分界不清，DWI 肿块明显强化（图 5-2-1）。

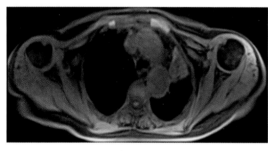 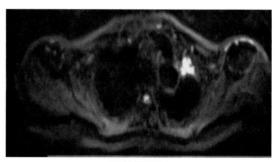

(A) 轴位T_1WI　　　　　　　　　　　　　　(B) 轴位DWI

图 5-2-1　中央型肺癌

【报告技巧与提示】

① MRI 检查不仅可以显示肿块形态、大小及信号，显示支气管狭窄，还可以显示肿块对邻近支气管、血管的侵袭及纵隔淋巴结肿大等征象，有助于临床癌症的分期。

② 结合 CT 增强、病理检查能确切诊断。

第三节　纵隔肿瘤

一、前纵隔肿瘤

【临床线索】

患者一般无症状，肿瘤较大时出现临近结构的压迫症状。胸内甲状腺肿体检时可感知颈部肿物随吞咽而上下移动；胸腺瘤患者 30%～50% 可伴重症肌无力；畸胎瘤发生气管瘘时可出现咳嗽、咯血，典型时可有毛发、钙化物等。

【检查方法】

T_1WI、T_2WI、增强扫描。

【MRI 征象】

① 胸内甲状腺肿：肿块呈长 T_1、长 T_2 信号，信号不均匀，其内可见无信号的钙化影，增强后明显强化、囊变与钙化不强化。

② 胸腺瘤：肿块呈长 T_1、长 T_2 信号，增强后强化。

③ 畸胎瘤：其内可见双高信号的脂肪，但钙化不显示。

【报告范例】

报告书写：前上纵隔可见巨大分叶状软组织肿块影向左侧胸腔蔓延，占据左侧胸腔大部，肿块仍保持帆状形态。表现为以长 T_2 为主囊实混合性病变。所及层面其他脏器未见异常信号改变，纵隔内未见肿大淋巴结影（图 5-3-1）。

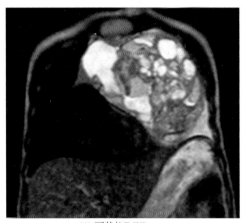 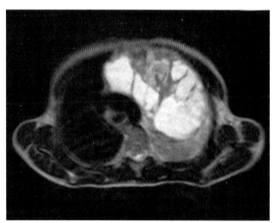

(A) 冠状位T_2WI   (B) 轴位T_2WI

图 5-3-1　胸腺瘤

【报告技巧与提示】

① 对于前纵隔肿瘤的诊断一般结合临床症状，并不十分困难；注意与胸腺增生鉴别，后者表现为胸腺增大，但是正常形态仍然存在。

② 必要时可以结合 CT 增强以明确诊断。

二、后纵隔肿瘤

【临床线索】

患者一般无症状，肿瘤较大时出现临近结构的压迫症状。食管囊肿多见于小儿，由于囊肿具有腺体功能，故逐渐增大，可出现气短、发绀、吞咽困难等征象。

【检查方法】

T_1WI、T_2WI、增强扫描。

【MRI 征象】

① 神经源性肿瘤：后纵隔内长 T_1、长 T_2 信号肿块，其内囊变改变呈更长 T_1、长 T_2 信号，增强明显强化。肿瘤较大、显示脊髓受压。

② 食管囊肿：食管旁典型的囊性长 T_1、长 T_2 信号。

【报告范例 1】

报告书写：右后上纵隔内可见哑铃型肿块影，大小约 3.76cm×3.09cm，T_1 信号稍低，沿邻近扩大椎间孔向椎管内延伸，同层面脊髓稍受压。邻近椎体及肋骨形态、信号未见确切异常（图 5-3-2）。

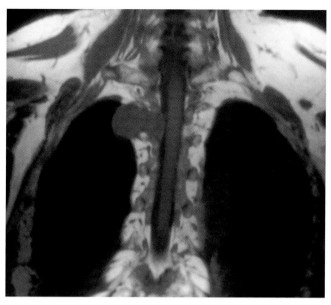

图 5-3-2 纵隔神经源性肿瘤

【报告技巧与提示】

本病发病年龄常较小，瘤灶多位于后纵隔，可见椎间孔扩大，邻近椎体破坏等特点。常需要与下面疾病相鉴别。

① 椎旁脓肿：多为梭形，中心为液化区，周围为纤维组织的壁，结合椎体结核的其他特征不难鉴别。

② 脑脊膜膨出：有先天性脊椎畸形，结合病变与脊柱的关系及其内部密度不难鉴别。

【报告范例 2】

报告书写：食管与气管之间可见梭形长 T_2 囊性信号影，病变偏于右侧，气管受压向左前方移位。冠状位病变沿食管走行方向蔓延。邻近椎体形态及信号未见异常。周围软组织未见异常信号（图 5-3-3）。

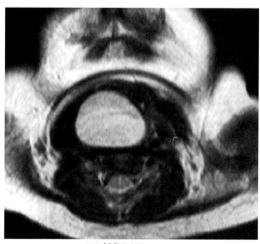
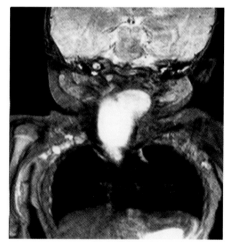

(A) 轴位T_2WI　　　　　　　　　　(B) 冠状位T_2WI

图 5-3-3 食管囊肿

【报告技巧与提示】

食管囊肿位于食管旁，MRI 检查表现与支气管囊肿类似，本身信号无特异性。不易与支气管囊肿鉴别，主要观察气管与支气管有无局限性压迹，该点为支气管囊肿的较典型表现。

第四节　先天性支气管囊肿

【临床线索】

临床多无症状，继发感染时出现咳嗽、胸痛、咯血，囊肿较大时出现压迫症状。

【检查方法】

T_1WI、T_2WI、增强扫描。

【MRI 征象】

气管、支气管旁典型的囊性信号影，如为浆液成分，则 T_1WI 为低信号，T_2WI 为高信号。如液体内蛋白成分多，则 T_1WI 上为高信号。增强扫描无强化。

【报告范例】

报告书写：中纵隔气管隆突水平可见椭圆形长 T_1、长 T_2 信号影，病变向右突出，边界清晰。邻近椎体及肋骨形态及信号未见异常。纵隔内未见肿大淋巴结（图 5-4-1）。

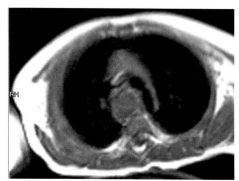 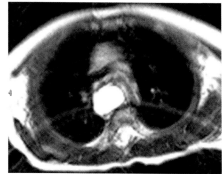

(A) 轴位T_1WI　　　　　　　　　　(B) 轴位T_2WI

图 5-4-1　纵隔支气管囊肿

【报告技巧与提示】

先天性支气管囊肿多位于中纵隔，临近气管管壁可见轻度受压，可随体位、呼吸变形。结合临床症状轻，多可诊断。有时需与食管囊肿或淋巴管囊肿等鉴别。

第六章

循环系统疾病的
MRI 诊断报告书写技巧

■■■ 第一节 循环系统读片基础 ■■■

一、影像解剖基础

见图 6-1-1。

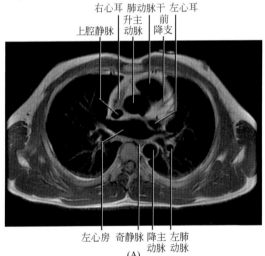

(A)

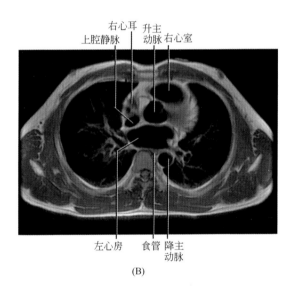

(B)

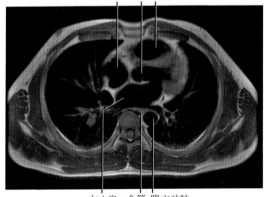

(C)

图 6-1-1 循环系统 MRI 影像解剖

第二节　冠状动脉硬化性心脏病

【临床线索】

冠状动脉硬化性心脏病简称冠心病，是临床上的常见病、多发病，也是后天性心脏病最常见的类型。该病主要侵犯主干和大分支从而导致冠状动脉狭窄。临床上病人常出现心绞痛、心律失常、心衰甚至猝死。

【检查方法】

磁共振冠状动脉成像（MRCA），FS-3D FIESTA。

【MRI 征象】

冠状动脉血流较缓慢、几乎无湍流，MRCA 表现为高信号。局限冠脉狭窄时表现为信号缺损区、血流信号减弱或血管壁不规则。

【报告技巧与提示】

MRI 可以诊断心肌缺血、梗死，并可判断坏死心肌和冬眠、顿抑心肌，指导临床进一步治疗。

第三节　心　肌　病

一、扩张型心肌病

【临床线索】

患者常有心悸、气促、胸痛、眩晕、心律失常及心力衰竭等。

【检查方法】

心电门控 SE 序列、FIESTA 快速成像序列。

【MRI 征象】

① 心腔结构改变：心脏扩大以左室扩张为主，两心房可有不同程度扩大，若明显扩大，提示有相对性二尖瓣关闭不全、三尖瓣关闭不全存在。室壁和室间隔厚度正常或稍厚。

② 心室功能改变：MRI 电影可见左室收缩功能减弱，左室收缩末期与舒张末期大小、形态相仿，室壁增厚率降低，提示射血分数明显降低。

【报告范例】

报告书写：双侧心室增大，以左室为主，室壁厚度正常。心腔和室壁未见异常信号。各室壁运动减弱，心脏舒缩功能受限。二尖瓣及主动脉瓣活动尚可，未见异常反流信号影。心腔内未见异常病变信号（图 6-3-1）。

【报告技巧与提示】

扩张性心肌病的心脏呈球形增大，心肌松弛无力。主要侵犯左室。心腔扩大，室壁变薄，可有部分心肌的代偿增厚，室腔内有时可见附壁血栓。血流动力学改变为心肌泵血功能减低，舒张期血量及压力增高，排血量降低。

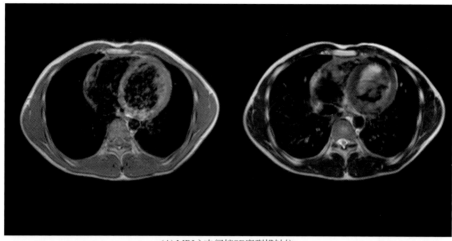

(A) MRI心电门控SE序列横轴位

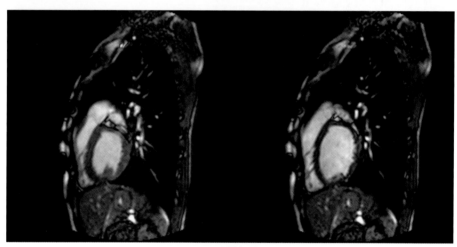

(B) 电影序列

图 6-3-1 扩张型心肌病

二、肥厚型心肌病

【临床线索】

患者常有心悸、气促、胸痛、眩晕、心律失常及心力衰竭等。

【检查方法】

心电门控 SE 序列、FIESTA 快速成像序列。

【MRI 征象】

① 心腔结构改变：左心室前壁、侧壁及室间隔非对称性肥厚，室间隔与左室后壁厚度之比＞1.5 为诊断肥厚型心肌病的指标。本病又有亚型，表现为心尖、左室中段肥厚。

② 心室功能改变：心肌异常肥厚部分收缩期增厚率降低，即心室舒张末期和收缩末期心室肥厚部分的比值低于正常心肌，心腔容积有不同程度减少，以舒张末期为主；左心室泵血功能下降，每搏输出量下降。

③ 伴有血流动力学梗阻者，Cine-MRI 中可见高信号血池衬托下的流出道内低信号喷射血流束，提示左室流出道狭窄。

【报告范例】

报告书写：左心室前壁、侧壁、后壁及室间隔明显增厚。左室壁舒张末期最大厚度为24mm，位于短轴位室间隔上壁，四腔心显示最厚位置位于基底部室间隔，厚度为24mm。静息态左室功能在正常范围内（图6-3-2）。

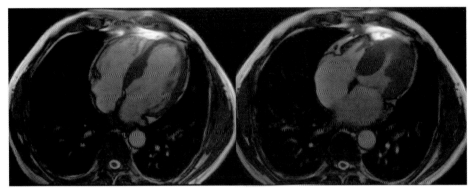

(A) FIESTA快速成像序列舒张期及收缩期横轴位心室平面像

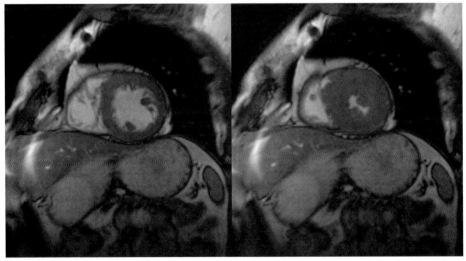

(B) FIESTA快速成像序列舒张期及收缩期冠位心室平面像

图 6-3-2 肥厚型心肌病

【报告技巧与提示】

本型的心肌病的形态诊断主要依据心电门控自旋回波技术，及 FIESTA 电影扫描。应注意与高血压病心肌肥厚鉴别，后者主要是普遍性较均匀的心肌肥厚，且累积左室下壁厚基底段。

■■■ 第四节 主动脉夹层 ■■■

【临床线索】

主动脉夹层为主动脉壁中膜血肿或出血，病因尚不清楚，主要原因是高血压，主动脉腔内的高压血流灌入中膜形成血肿，并使血肿在动脉壁内扩展延伸。主要表现为突发剧烈胸痛，向背部、腹部放射，甚至休克。慢性者可无临床表现。若不及时治疗，80％于发病 6 周后死亡。

【检查方法】

心电门控 SE 序列，FIESTA 快速成像序列。

【MRI 征象】

① 显示内膜片。SE 序列内膜片表现为在信号流空的主动脉腔内出现一线样中-低信号结构。

② 显示主动脉真腔和假腔。通常真腔细小，假腔宽大。SE 序列真腔血流速度较快，呈低或无信号；假腔血流慢，表现为低至中等信号。两者之间的中等信号条状结构则为内

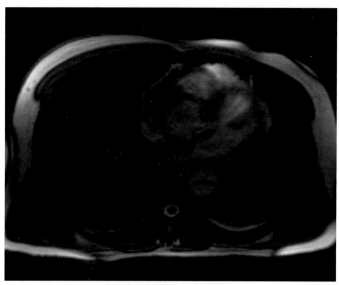

(A) MRI心电门控SE序列横轴位

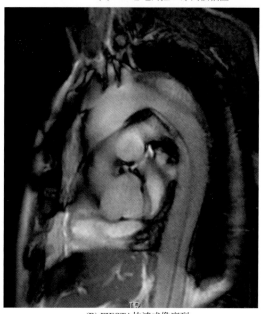

(B) FIESTA快速成像序列

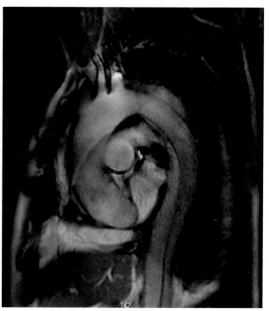

(C) FIESTA快速成像序列

图 6-4-1　主动脉夹层 Ⅲ 型

膜片。

③ 内破口与再破口及喷射征。SE 序列内破口表现为内膜片连续性中断，内膜近端的撕裂称内破口，而内膜远端的撕裂称再破口。在假腔内近内膜片不连续处的局限性信号流空现象为通过内膜破口的喷射征。

【报告范例】

报告书写：胸主动脉腔内可见线状低信号内膜片影，分隔主动脉呈双腔改变，假腔信号较低；真腔受压变窄，电影序列可见内膜片随动脉搏动摆动。未见确切破口。主动脉弓上三大分支未受侵（图 6-4-1）。

【报告技巧与提示】

MRI 可观察夹层的解剖变化和血流动态，大视野、多体位直接成像，无需对比增强即可显示撕脱的内膜片及破口；对比增强 MRIA 能清楚的显示真、假腔及腔内血栓，并满足分型的诊断要求。

第七章

消化系统疾病 MRI
诊断报告书写技巧

第一节　消化系统读片基础

一、影像解剖基础

见图 7-1-1。

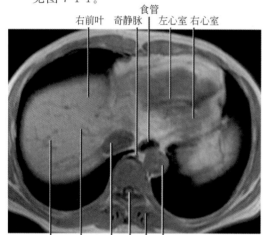

(A) T$_1$WI

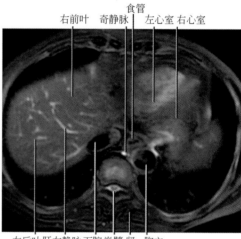

(B) T$_2$WI

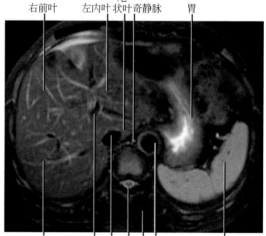

(C) T$_1$WI

(D) T$_2$WI

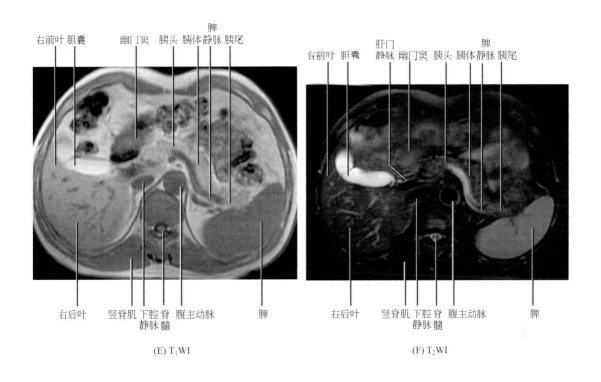

(E) T_1WI

(F) T_2WI

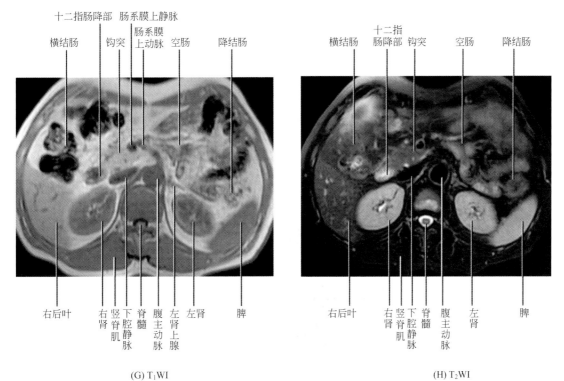

(G) T_1WI

(H) T_2WI

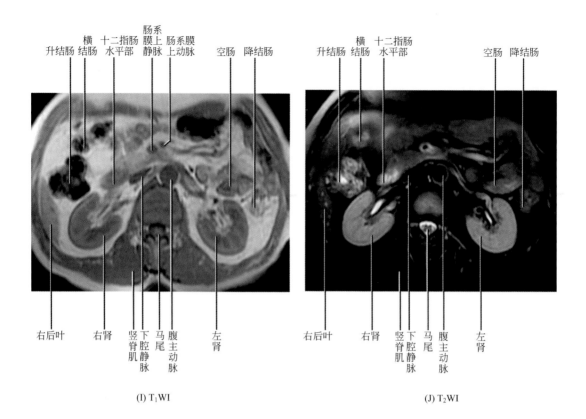

(I) T₁WI

(J) T₂WI

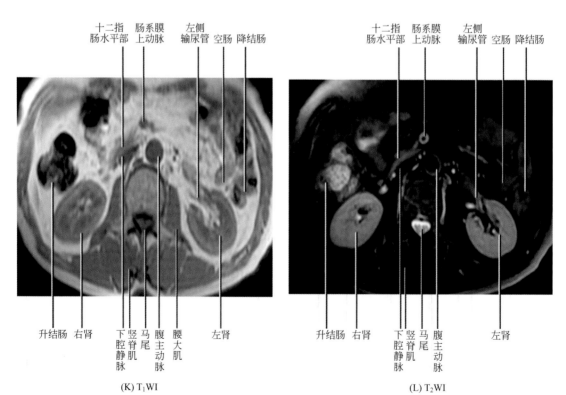

(K) T₁WI

(L) T₂WI

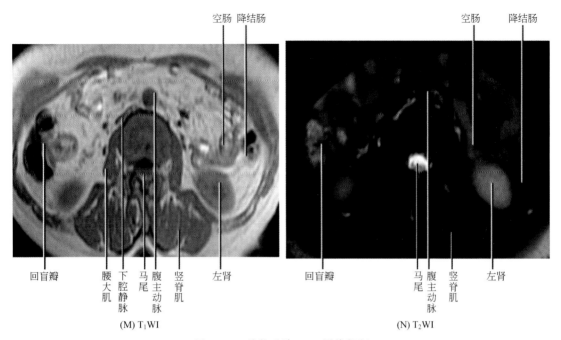

(M) T_1WI (N) T_2WI

图 7-1-1 消化系统 MRI 影像解剖

二、正常报告书写要点及报告示范

报告书写：平扫肝脏形态大小正常，表面光滑，各叶比例正常，信号均匀，未见异常信号影。肝内外胆管未见明显扩张，胆囊不大，胆囊壁不厚。胰腺形态信号未见异常，脾不大。腹膜后未见确切肿大淋巴结影。余未见异常。

■■■ 第二节 肝 ■■■

一、原发性肝癌

【临床线索】

原发性肝细胞癌（HCC）好发于 30～60 岁，男性多见。发病与乙型肝炎、丙型肝炎及肝硬化密切相关。临床症状多出现在中晚期，表现肝区疼痛、消瘦乏力、腹部包块。60%～90%肝细胞癌患者的血中肿瘤标志物 AFP 呈阳性。晚期出现黄疸。

【检查方法】

轴位 T_1WI、轴位 T_2WI、冠状位 FIESTA、轴位 DWI；LAVA 动态增强。

【MRI 征象】

① 原发性肝细胞癌在 T_1WI 上多为略低信号，大的肿瘤因中心出血坏死导致在低信号中夹杂斑片状或点状的高信号或更低信号。T_2WI 上为略高信号。但小肝癌 T_1WI 上高信号更为常见。

② 27%～42%的 HCC 可见包膜，T_1WI 显示肿瘤周围有一窄的低信号带，T_2WI 显示包膜的效果不如 T_1WI。流空效应使得 MRI 平扫即可清晰显示静脉系统癌栓或受侵。

③ HCC 的 MRI 增强扫描特征为"快进快出"。

【报告范例】

报告书写：肝脏表面不光滑，右叶增大，肝右叶内可见巨大肿块影，边界欠清晰，大小为 13.4cm×11.3cm，T_1WI 稍低信号，T_2WI 混杂稍高信号。增强扫描肝右后叶病变动脉期明显不均匀强化，门脉期和实质期病灶信号迅速下降，逐渐低于正常肝实质信号，延迟期包膜强化。门静脉右支截断，肝内外胆管未见明显扩张，余肝内未见明显异常信号。脾脏增大增厚。胆囊不大，壁均匀，其内未见异常信号。胰腺形态未见异常，胰腺实质内未见异常信号影。腹膜后未见确切肿大淋巴结影（图 7-2-1）。

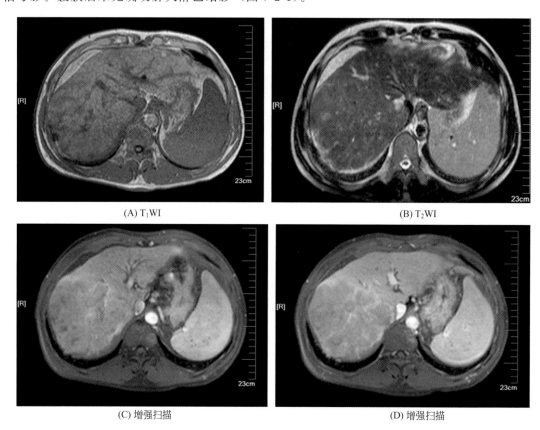

(A) T_1WI (B) T_2WI

(C) 增强扫描   (D) 增强扫描

图 7-2-1　肝右叶巨块型肝癌

【报告技巧与提示】

肝癌为肝实质软组织肿块，肿瘤边缘有假包膜，增强期扫描有"快进快出"的特点，常有肝硬化病史，血清 AFP 升高。若同时发现门静脉、肝静脉等静脉内癌栓，上腹部淋巴结肿大以及远处器官转移征象则提示肝细胞癌已属晚期。

二、肝脏转移癌

【临床线索】

肝脏转移癌亦是肝脏最常见的恶性肿瘤之一。肝脏血流异常丰富，是恶性肿瘤最常转移的器官。人体各部位的恶性肿瘤均可经门静脉、肝动脉及淋巴途径转移到肝脏。肝转移癌的临床症状包括原发性肿瘤的症状和肝脏恶性肿瘤的表现，多在原恶性肿瘤的基础上，出现肝大、肝区疼痛、消瘦、黄疸、腹水等，血清 AFP 多为阴性。

【检查方法】

轴位 T_1WI、轴位 T_2WI、冠状位 FIESTA、轴位 DWI；LAVA 动态增强。

【MRI 征象】

① 转移性肝癌在 T_1WI 和 T_2WI 上的信号变化多种多样。T_1WI 上多为稍低信号，T_2WI 上为中等高信号。典型表现为"靶征"或"牛眼征"，即在 T_2WI 上病灶中心可见到更高信号，表明含水量增加，坏死或伴有出血等。另外，约 20% 的病例可见到瘤周的"晕征"，表现为 T_2WI 上病灶周围的略高信号环，表明瘤周水肿。

② 恶性黑色素瘤转移至肝脏时可表现为 T_1WI 上高信号，T_2WI 上低信号，可能是其含有顺磁性物质所致。

【报告范例】

报告书写：肝脏大小正常，表面光滑，各叶比例正常，肝内可见弥漫分布大小不等的多发类圆形 T_1WI 呈稍低信号，T_2WI 呈高信号影，最大者约 $3.5cm \times 2.9cm$，边界不清；增强扫描肝内病变边缘强化较明显，呈环形强化。肝内外胆管未见明显扩张，胆囊不大，壁不厚，胆囊未见异常信号。胰腺形态信号未见异常。脾脏增大，信号均匀。腹膜后未见确切肿大淋巴结影（图 7-2-2）。

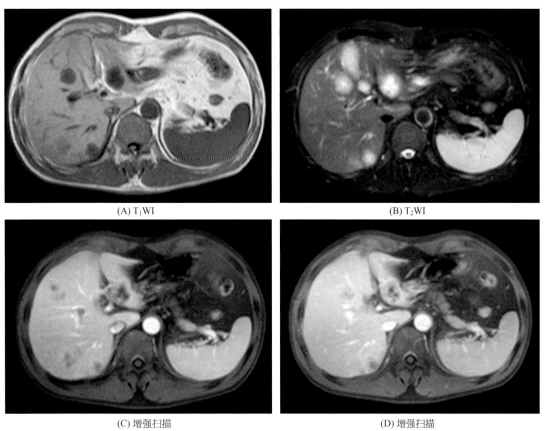

(A) T_1WI (B) T_2WI

(C) 增强扫描   (D) 增强扫描

图 7-2-2 肝转移癌

【报告技巧与提示】

大多数的转移灶血供不太丰富，因此门脉期成像显示最佳，增强扫描典型表现为病灶边缘环形强化。其他部位的原发恶性肿瘤诊断明确，一旦发现肝内多发结节，肝转移癌的诊断比较容易。肝脏 MRI 特异性造影剂如 Mn-DPDP 和 SPIO 增强检查有利于小转移灶检出率的进一步提高。

三、肝血管瘤

【临床线索】

肝血管瘤为常见的肝良性肿瘤，好发于女性，多见于 30～60 岁。临床上可无任何症状，偶然在体检中发现。巨大的肿块可出现上腹部肿胀不适。

【检查方法】

轴位 T_1WI、轴位 T_2WI、冠状位 FIESTA、轴位 DWI；LAVA 动态增强。

【MRI 征象】

① T_1WI 上血管瘤多表现为圆形或卵圆形的均匀低信号肿块。T_2WI 上表现为均匀的高信号。高场强 MRI 对血管瘤的检出敏感性和定性准确性都高于低场强的 MRI，其中以 T_2WI 多回波技术最为重要。随 TE 时间的延长，血管瘤的信号逐渐增高，在重 T_2WI 上，病灶的信号极高，称之为"亮灯征"，为血管瘤的典型表现。

② 增强扫描中血管瘤的强化方式为肿瘤从边缘强化，逐渐向中央扩展，最后充盈整个肿瘤，形成高信号的肿块。

【报告范例】

报告书写：肝脏大小正常，表面光滑，各叶比例正常，肝右后叶可见两处类圆形肿块影，T_1WI 稍低信号，T_2WI 呈高信号，边界清晰，大小分别为 3.7cm×3.0cm、1.9cm×1.5cm。增强扫描肝内病变动脉期呈边缘强化，随时间增加逐渐向内填充，至延迟期呈均匀强化。肝内胆管未见明显扩张，胆囊不大，壁不厚，胆囊未见异常信号。脾大小未见异常。腹膜后未见确切肿大淋巴结影（图 7-2-3）。

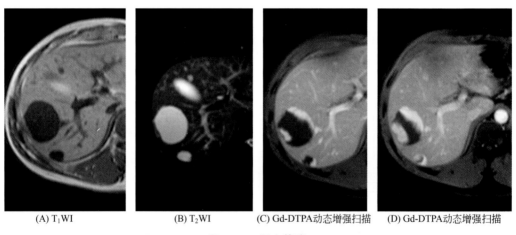

(A) T_1WI　　　　(B) T_2WI　　　　(C) Gd-DTPA动态增强扫描　　　(D) Gd-DTPA动态增强扫描

图 7-2-3　肝血管瘤

【报告技巧与提示】

Gd-DTPA 动态增强可进一步观察血管瘤的强化方式，有助于鉴别诊断，即动脉期周边强化，随时间延长强化范围增大，较小血管瘤在动脉期可立即完全充填。

四、局灶性结节增生

【临床线索】

肝局灶性结节增生（FNH）是继血管瘤之后肝内第二大常见的良性占位病变。男女发病率之比为 1：4，高发年龄 30～50 岁。体内或体外的雌激素对病灶生长有一定作用，与肝硬化无关。FNH 一般无症状。可表现为腹部肿块，少数病例可自发性破裂而大出血。

【检查方法】

轴位 T_1WI、轴位 T_2WI、冠状位 FIESTA、轴位 DWI；LAVA 动态增强。

【MRI 征象】

① 三大典型征象：a. 肿瘤在 T_1WI 及 T_2WI 上均为等信号，以致不易被发现。b. 肿瘤中央有星芒状疤痕（49%），在 T_1WI 上为低信号，在 T_2WI 上为高信号，此与纤维板层状肝癌、肝内胆管癌不同。c. 肿瘤除中央疤痕外信号均匀。

② MRI 增强扫描可充分反映病灶的特点：a. 动脉期病灶迅速强化，而病灶中心的瘢痕组织无强化；b. 静脉期及延时期病灶强化逐渐消退与肝信号相仿或仍轻度强化，中央瘢痕出现强化。

【报告范例】

报告书写：肝脏大小正常，表面光滑，各叶比例正常。肝右前叶和方叶可见等 T_1、等 T_2 信号肿块影，边缘清晰，大小约 7.5cm×5.8cm，中央可见星芒状长 T_1、长 T_2 信号。增强扫描动脉期病灶明显强化，门脉期和肝实质期病灶强化程度下降，延迟期接近等信号，中央星芒状长 T_1、长 T_2 信号影延迟强化。方叶可见小圆形低信号区。肝内外胆管未见明显扩张。胆囊不大，胆囊壁不厚，胆囊未见异常信号。脾脏大小未见异常。腹膜后未见确切肿大淋巴结影（图 7-2-4）。

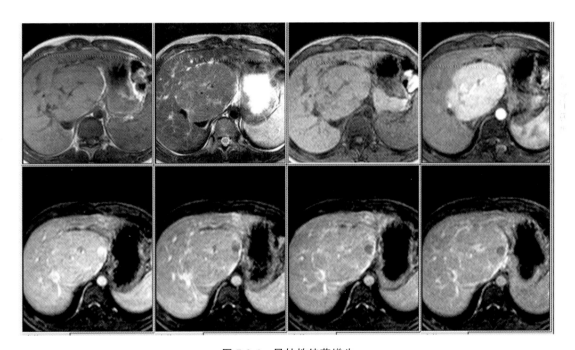

图 7-2-4 局灶性结节增生

【报告技巧与提示】

局灶性结节增生在 T_1WI 和 T_2WI 上均为等信号。中央可见星状瘢痕，呈长 T_1、长 T_2 信号影，瘢痕延迟强化是其特征性表现。肿瘤早期明显均匀强化，呈"快进快出"。

五、肝腺瘤

【临床线索】

肝腺瘤是起源于肝细胞的肝良性肿瘤。多见于 15～45 岁的妇女。与口服避孕药有关，停服避孕药肿瘤可自行缩小或消失。多数患者无症状，5％～10％偶然发现。少数有腹部肿块或轻微腹痛。肿瘤较大时可破裂，则出现内出血的症状。

【检查方法】

轴位 T_1WI、轴位 T_2WI、冠状位 FIESTA、轴位 DWI；LAVA 动态增强。

【MRI 征象】

① 肝腺瘤在 T_1WI 上呈略低信号到略高信号，T_2WI 上为略高信号，病灶内可含有脂肪、坏死、出血或钙化，因此信号往往不均匀。T_1WI 还可显示病灶的包膜，完整或不完整的低信号带，厚薄不一。

② 腺瘤为富血供的肿瘤，Gd-DTPA 动态增强，动脉期有明显强化，但往往不均匀。门脉期和延迟期可为等低信号或等高信号。较大腺瘤可出血，不同时期信号不同。

【报告范例】

报告书写：肝脏大小正常，表面光滑，各叶比例正常。肝右后叶可见混杂 T_1、混杂 T_2 信号肿块影，边缘清晰，大小约 4.9cm×5.2cm，肝内外胆管未见明显扩张。余未见异常信号影。胆囊不大，壁不厚，胆囊内未见异常信号。脾脏大小未见异常。腹膜后未见肿大淋巴结影（图 7-2-5）。

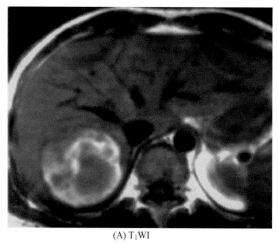

(A) T_1WI　　　　　　　　　　　(B) T_2WI

图 7-2-5　肝腺瘤出血

【报告技巧与提示】

肝腺瘤与 FNH 鉴别，肝腺瘤常无中心瘢痕。其内有 T_1WI 和 T_2WI 高信号的脂肪成分，在 MRI 反相位检查中信号减低。肝细胞腺瘤可显示包膜。

六、肝囊肿

【临床线索】

肝囊肿是常见的肝脏疾病，一般为先天性，病因可能是胆管在胚胎时期发育异常形成小胆管丛，出生后逐渐增大、融合形成囊性变。临床多见于 30～50 岁，症状轻微，常偶然发现。巨大囊肿可致肝大，上腹部胀痛。

【检查方法】

轴位 T_1WI、轴位状位 FIESTA、轴位 DWI。

【MRI 征象】

边缘光滑锐利，T_1WI 呈低信号，T_2WI 呈高信号的圆形病灶。由于肝囊肿内含水量很高，T_1 和 T_2 的弛豫时间比海绵状血管瘤更长。

【报告范例】

报告书写：肝脏形态大小正常，表面光滑，各叶比例正常，肝脏左外叶及右后叶分别可见小类圆形无强化的长 T_1、长 T_2 信号，右叶较大，直径约 0.6cm。肝内外胆管未见明显扩张，胆囊不大，胆囊壁不厚，胆囊未见异常信号影。胰腺形态信号未见异常，脾不大。脾下缘可见与脾信号及强化方式相同的结节。腹膜后未见确切肿大淋巴结影（图 7-2-6）。

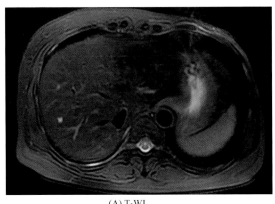
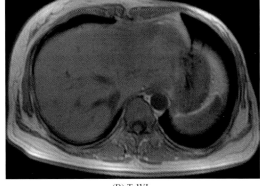

(A) T_2WI (B) T_1WI

图 7-2-6　肝囊肿，副脾

【报告技巧与提示】

CT 对肝囊肿的检出比 MRI 更敏感，但 MRI 对囊肿也有较高价值。有时要与囊性转移瘤、肝棘球蚴病等相鉴别，后者常有较厚的囊壁，且厚薄不一，边缘不整。

七、肝硬化

【临床线索】

肝硬化是一种常见的慢性肝病，临床上常见病因为病毒性肝炎和酗酒，在我国以病毒性肝炎所致的肝硬化最为常见。早期可无明显症状，后期可出现不同程度的腹胀、消化不良、消瘦、乏力、贫血、黄疸、低热。合并门静脉高压则出现腹壁静脉怒张、脾大、腹水。

【检查方法】

轴位 T_1WI、轴位 T_2WI、冠状位 FIESTA、轴位 DWI；LAVA 动态增强。

【MRI 征象】

① 肝脏边缘凹凸不平，部分肝段形态消失。T_1WI 肝实质信号改变不明显，T_2WI 信号不均。

② 合并腹水，于肝表面形成弧形的长 T_1、长 T_2 信号。门脉高压，肝内静脉变细、僵直或稀少。脾静脉扩张，脾门、胃底周围侧枝静脉迂曲扩张，表现血管流空信号。

【报告范例】

报告书写：肝脏体积缩小，表面欠光滑，呈波浪状，各叶比例失调，叶间裂增宽，肝实质信号粗糙，肝内外胆管未见明显扩张。增强扫描肝实质强化不均，可见弥漫小结节状改变，静脉期强化减退呈略低信号。胆囊不大，壁不厚，胆囊未见异常信号。脾脏增大，信号均匀。腹膜后未见确切肿大淋巴结影（图7-2-7）。

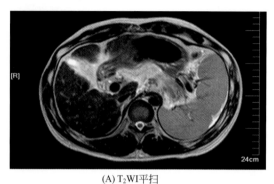

(A) T$_2$WI平扫　　　　　　　　　　(B) T$_1$WI增强

图 7-2-7　肝硬化，脾大

【报告技巧与提示】

中晚期肝硬化 CT、MRI 均易做出诊断，30％～50％的肝硬化合并肝癌，诊断中需提高警惕。再生结节有时需与肝癌鉴别。MRI 的主要优势是对于一系列的结节病灶的鉴别诊断以及发现小肝癌。肝硬化再生结节是指完全由纤维间隔包裹的再生结节，在 T$_1$WI 上呈等信号至高信号，T$_2$WI 上呈等信号或低信号。肝硬化在动脉早期多呈不均匀强化，表现为肝段、肝叶或限局性不均匀强化。

八、肝脓肿

【临床线索】

肝脓肿是肝组织的局限性化脓性炎症。根据致病微生物的不同分为细菌性肝脓肿、阿米巴性肝脓肿、真菌性肝脓肿等。以细菌性肝脓肿多见。临床表现肝大、肝区疼痛、触痛以及发热、白细胞增高等急性感染表现。

【检查方法】

轴位 T$_1$WI、轴位 T$_2$WI、冠状位 FIESTA、轴位 DWI；LAVA 动态增强。

【MRI 征象】

① 早期未形成脓腔时在 T$_1$WI 上呈不规则的大块状稍低信号，在 T$_2$WI 上由于大面积水肿呈高信号，脓腔形成后，于 T$_1$WI 上脓腔为极低信号，周围有一圈比脓腔信号稍高的壁。在 T$_2$WI 上脓腔显示为极高信号，周围有低高信号相间的同心圆状的壁，和血管瘤与囊肿都不同。

② 增强扫描呈环形强化。肝脓肿囊壁常有很明显强化，代表增生的肉芽组织，其周围可见强化不明显的环行阴影，代表明显的水肿和纤维组织增生，此外，脓肿周围的肝组织常有较大范围的充血带，表现为动脉期一过性的明显强化。

【报告范例】

报告书写：肝脏大小正常，表面光滑，各叶比例正常。肝内可见多发类圆形长 T$_1$、长 T$_2$ 信号影，病变中心部位 T$_2$ 信号更高，病变边缘模糊，增强扫描肝内病变呈环形强化，周围无明显水肿。肝内外胆管未见明显扩张。胆囊不大，壁不厚，胆囊内未见异常信号影。脾大小未见异常。腹膜后未见确切肿大淋巴结影（图 7-2-8）。

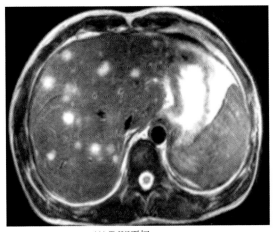

(A) T₂WI平扫

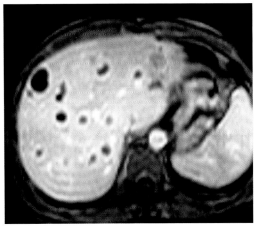

(B) T₁WI增强

图 7-2-8 多发血行播散性肝脓肿

【报告技巧与提示】

各种原因导致的肝脓肿在成熟阶段病理学及影像学表现相近，表现为类圆形或不规则形囊腔，壁厚，常有很明显强化，应该注意的是，在 T_2WI 上 50％的脓肿可见病灶周围的水肿，由于该表现也可出现在 20％～30％的恶性肿瘤，但不出现在其他肝脏良性囊性病变周围，因而可作为肝脓肿与肝脏其他良性囊性病变的鉴别点之一。

第三节 胆 道

一、胆管囊肿

【临床线索】

胆管囊肿是一类相对多见的胆管先天异常，又称先天性胆管扩张症。胆管囊肿的并发症较多，包括胆囊胆管结石、囊肿内结石。胆总管囊肿女性多见，约 2/3 见于婴幼儿。临床有三大症状：黄疸、腹痛和腹部包块，出现典型三联征者不到 30％。

【检查方法】

轴位 T_1WI、轴位 T_2WI、冠状位 FIESTA、轴位 DWI、MRCP。

【MRI 征象】

肝外胆管类圆形或梭形扩张，T_1WI 呈低信号，T_2WI 呈高信号，肝内胆管轻度扩张或正常。

【报告范例】

报告书写：MRCP 示肝内胆管、肝总管未见扩张，肝门区见呈囊状扩张的胆总管，其管径增粗，直径约 14cm，内可见均匀稍长 T₁、长 T2 液体信号影，胰管未见确切异常，胆囊未见确切异常（图 7-3-1）。

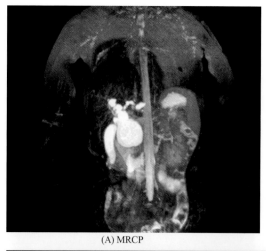

(A) MRCP

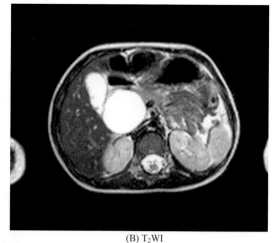

(B) T₂WI

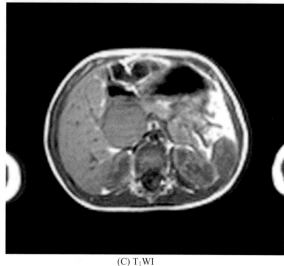

(C) T₁WI

图 7-3-1　胆总管囊肿

【报告技巧与提示】

　　肝门区或胰头区可见近乎水样信号的圆形块，肝外胆管类圆形或梭形扩张，肝内胆管轻度扩张或正常，为诊断本病的关键。MRCP 可显示与 PTC 相同的表现，并能从不同角度观察扩张胆管，可明确显示肝外胆管扩张类型及程度。

二、胆囊结石

【临床线索】

　　胆结石多见于中青年，主要症状为反复、突发性右上腹疼痛，疼痛为持续性。对于 X 线、CT 及超声诊断有困难的胆石症（如阴性结石），可行 MRI 及 MRICP 检查，绝大多数可以确诊。胆结石在胆囊或胆管内引起胆汁淤滞，易继发胆囊、胆道梗阻和感染。

【检查方法】

　　轴位 T_1WI、轴位 T_2WI、冠状位 FIESTA、轴位 DWI、MRCP。

【MRI 征象】

　　胆囊内结石在 T_1WI、T_2WI 上均为无信号或低信号灶。在 T_2WI 上，高信号的胆囊内可清楚显示低信号的充盈缺损。胆管结石，特别是胆总管结石，MRCP 既可观察到低信号的结石及其部位、大小、形态、数目等，又能显示胆管扩张及其程度。胆囊炎也表现胆囊增大，胆囊壁增厚。增厚的胆囊壁因水肿而出现 T_1WI 低信号，T_2WI 高信号。

【报告范例】

报告书写：肝脏形态、大小正常，边缘光滑，其内未见明显异常信号。胆囊不大，壁增厚，内可见多发大小不等稍短 T_1、短 T_2 信号影，较大者直径约 1.0cm，肝内外胆管未见扩张。脾脏大小及形态正常（图 7-3-2）。

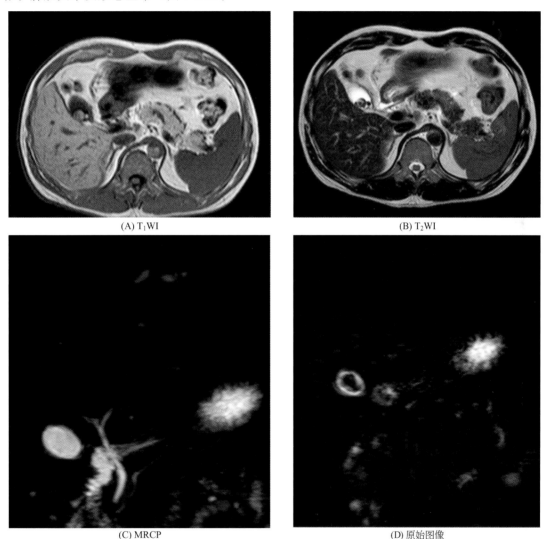

(A) T_1WI

(B) T_2WI

(C) MRCP

(D) 原始图像

图 7-3-2 胆囊结石、慢性胆囊炎

【报告技巧与提示】

胆囊结石一般不难诊断。CT 检查比 MRI 更容易诊断。对于阴性结石可行 MRCP 或 PTC、ERCP 检查。

三、肝内胆管结石

【临床线索】

肝内胆管结石指的是左右肝管会合区及其以近胆管分支内的结石，几乎均是胆红素钙结石，可呈弥漫型、区域型及散在分布，左叶较右叶略多见。受累胆管呈囊状或柱状扩张，结石累及的局部往往有胆管狭窄。肝内胆管结石的临床表现与结石位置、数量、胆道梗阻情况以及有无急性炎症有密切关系。

【检查方法】

轴位 T_1WI、轴位 T_2WI、冠状位 FIESTA、轴位 DWI、MRCP。

【MRI 征象】

肝内胆管可见点状、结节状、不规则状低信号影，与肝管走向一致，常伴有周围胆管扩张。近年来 MRCP 的应用使肝内胆管结石的显示率有所提高，表现为扩张胆管内极低信号影，胆汁为高信号，相应的胆管狭窄也可较清楚显示。

【报告范例】

报告书写：MRCP 示肝右胆管扩张，其内可见小结节样无信号影，余肝内胆管走行正常，未见明显扩张，胆囊不大，位于胆总管左侧，其内可见无信号结节影，胰管显影良好，未见明显扩张（图 7-3-3）。

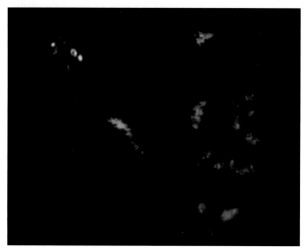

图 7-3-3　肝内胆管结石、胆囊结石（MRCP）

【报告技巧与提示】

诊断有困难的阴性肝内胆管结石，可行 MRCP 或 ERCP 检查。胆管结石常会引起胆道阻塞，需要与胆管肿瘤、胆管炎症相鉴别。

四、胆总管结石

【临床线索】

胆总管结石可来源于胆囊、肝内胆管结石或直接形成于胆总管内。来源于胆囊者称为继发性结石，以胆固醇性结石为主，肝内胆管结石下降或直接形成于胆总管者称为原发性结石，以胆色素性结石为多见。结石嵌顿常可致胰腺的急、慢性炎症，部分结石可排入十二指肠，引起胆石性肠梗阻。胆总管结石有时与肝内胆管结石症状相似，体征可有胆囊肿大，症状有时会出现发作后好转，然后再发作，可能与结石浮起、嵌顿有关。

【检查方法】

轴位 T_1WI、轴位 T_2WI、冠状位 FIESTA、轴位 DWI、MRCP。

【MRI 征象】

① 常规扫描可见胆总管扩张，所有结石均为极低信号或无信号影。

② 扩张胆管突然中断，末端层面可见阳性结石影，呈半月征或靶征。

③ MRCP 可见从肝门至肝外围由大到小呈高信号的扩张胆管，胆管扩张的下端出现边缘光滑的杯口状充盈缺损。

【报告范例】

报告书写： MRCP 示肝右胆管扩张，其内可见小结节样无信号影，余肝内胆管走行正常，未见明显扩张，胆总管及左右肝管扩张，胆总管内可见多发大小不一无信号结节影，大者约 1.59cm×1.28cm，胆囊不大，位于胆总管左侧，其内可见无信号结节影，胰管显影良好，未见明显扩张（图 7-3-4）。

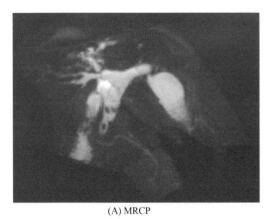
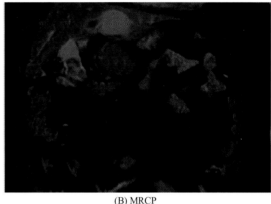

(A) MRCP   (B) MRCP

图 7-3-4 胆囊结石、胆总管及肝右胆管结石

【报告技巧与提示】

五、胆管炎

【临床线索】

胆管炎分为急性梗阻性化脓性胆管炎和慢性胆管炎，前者其主要病因为胆管梗阻及急性细菌感染，梗阻主要由胆结石引起，其次为胆道蛔虫，肿瘤、胰腺疾病引起者相对较少，致病菌中大肠杆菌占 50%；后者可以是急性胆管炎反复发作的结果，也可为一开始即呈慢性过程，如长期机械及化学刺激，十二指肠乳头及周围解剖结构异常导致胆汁排泄不畅。

【检查方法】

轴位 T_1WI、轴位 T_2WI、冠状位 FIESTA、轴位 DWI、MRCP。

【MRI 征象】

① 急性梗阻性化脓性胆管炎主要依靠临床表现及实验室检查，MRI 的应用相对较少，其表现除了有胆管内结石或蛔虫以及胆管壁充血、水肿、增厚外，尚可发现肝内脓肿，产气菌引起的感染病例，可见胆管内积气，无信号，若量少与结石易混淆，胆管内的脓性分泌物信号无特征性。慢性胆管炎无特征性，表现为胆管狭窄和扩张，可合并肝内外胆管结石。

② 慢性硬化性胆管炎局限于肝外胆管者，表现为低位胆管梗阻，受累胆管壁增厚，近段胆管扩张，病变广泛者，肝内胆管普遍变细，走行僵直，呈枯树枝状，或呈跳跃式扩张，扩张胆管之间为狭窄胆管，管壁明显增厚，增强后强化明显，合并结石非常少，胆囊壁可有

增厚。

【报告范例】

报告书写：MRCP 显示肝内胆管轻度扩张，左右肝管会合部未显示，胆总管上段管径稍扩张，远端狭窄，胆囊未显示。胰管无扩张（图 7-3-5）。

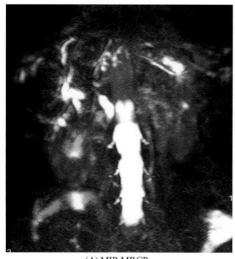

(A) MIP-MRCP　　　　　　　　(B) MIP-MRCP

图 7-3-5　慢性胆管炎，梗阻性黄疸

【报告技巧与提示】

通过观察胆管扩张的形态及程度进行分析，一般胆管炎性病变，扩张的胆管呈枯枝状或残根状，扩张程度较轻，且胆管由大到小逐渐过渡，直径在 3cm 以上。

六、胆囊良性肿瘤

【临床线索】

胆囊息肉和腺瘤是相对比较常见的胆囊良性肿块，这类病变大多数自胆囊壁向腔内隆起呈息肉状或乳头状生长，影像学表现极为相似，故临床上常统称为胆囊息肉或息肉样病变。无论何种影像检查，除可发现胆囊局部增厚或息肉样突起外均无特征性表现，主要依靠病理检查。

【检查方法】

轴位 T_1WI、轴位 T_2WI、冠状位 FIESTA、轴位 DWI；LAVA 动态增强。

【MRI 征象】

自胆囊体部向腔内突出的软组织团块影，团块信号不一，增强可见强化。

【报告范例】

报告书写：平扫肝脏形态大小正常，表面光滑，各叶比例正常，信号均匀。肝内外胆管未见明显扩张，胆囊缩小，前壁增厚可见状软组织团块影，团块内信号不均匀。胰腺形态信号未见异常，脾不大。腹膜后未见确切肿大淋巴结影（图 7-3-6）。

【报告技巧与提示】

本病需要与早期胆囊癌、慢性炎症或胆固醇性结晶等胆囊隆起性病变鉴别，当发现肿块直径超过 1cm，或肿块位于胆囊颈部，并有临近胆囊壁增厚，应高度警惕恶性肿瘤的可能。

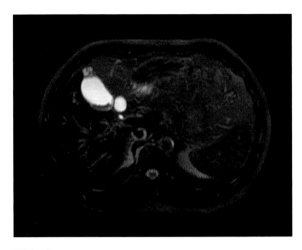

图 7-3-6　胆囊息肉或腺瘤

七、胆囊癌

【临床线索】

胆囊癌多为腺癌，少数为鳞癌。约 70％ 合并胆囊结石、慢性胆囊炎。病理大体分浸润型、结节型和肿块型。本病好发于 50～70 岁，女性多见，主要表现为右上腹痛、黄疸、消瘦等，半数病人胆区可扪及肿块。

【检查方法】

轴位 T_1WI、轴位 T_2WI、冠状位 FIESTA、轴位 DWI；LAVA 动态增强。

【MRI 征象】

① 肿瘤在 T_1WI 呈低信号，T_2WI 呈稍高信号。

② 浸润型表现为胆囊壁局限或广泛的不规则增厚，增强扫描明显强化；结节型表现为胆囊壁向腔内突起的单发或多发乳头状结节，直径大于 1cm，增强扫描病灶强化；肿块型表现为胆囊窝内边界不清的软组织密度肿块，增强扫描明显强化。

③ 邻近肝组织呈长 T_1、长 T_2 信号改变，提示肝脏受浸润。腹水、淋巴结肿大、肝内多发结节为转移征象，后者可有典型的"牛眼征"，增强扫描呈环形强化。

【报告范例】

报告书写：胆囊体积增大，张力大，胆囊壁可见菜花样肿物向腔内突出，呈长 T_1、稍长 T_2 信号，肝内外胆管未见扩张，肝脏未见异常信号影，脾脏大小正常，胰腺形态及信号未见异常。增强扫描可见胆囊内病变明显强化（图 7-3-7）。

【报告技巧与提示】

① 肝癌侵犯胆囊与胆囊癌侵犯肝脏在一些晚期病人有时较难鉴别，下列征象有助于鉴别：胆囊癌伴肝内胆管扩张的概率高于肝癌；胆囊癌强化明显，持续时间长；软组织肿块内合并结石影，支持胆囊癌的诊断；肝癌容易形成门静脉癌栓，而胆囊癌很少形成门静脉癌栓；临床表现，肝癌有肝炎、肝硬化、AFP 阳性等。

② 慢性胆囊炎局限性囊壁增厚时或黄色肉芽肿性胆囊炎，需要和胆囊癌鉴别。

③ 乳头型胆囊癌需要与胆囊良性隆起性病变，如息肉、肉芽肿、腺瘤等鉴别，后者直径多小于 1cm，没有肿瘤的浸润转移征象。

八、胆管癌

【临床线索】

胆管癌按部位分肝内型、肝门型、肝外胆管型、壶腹型，以大胆管多见。按肿瘤生长方

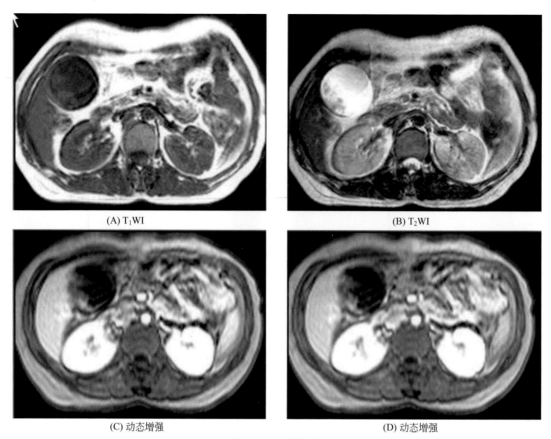

(A) T₁WI

(B) T₂WI

(C) 动态增强

(D) 动态增强

图 7-3-7　胆囊癌

式可分为浸润型、结节型和乳头型，以浸润型多见。浸润型影像学检查常不能发现明显肿块，而只表现为胆道梗阻。结节型和乳头型可形成局部肿块。临床上以进行性黄疸多见，可有上腹胀痛不适，剧痛和发热较少。

【检查方法】

轴位 T₁WI、轴位 T₂WI、冠状位 FIESTA、轴位 DWI、MRCP；LAVA 动态增强。

【MRI 征象】

① 胆管癌导致的梗阻病变近侧胆管扩张，扩张常较显著，呈迂曲囊状，远端截然中断，局部见肿块，肿块 T₁WI 呈低信号，T₂WI 呈高信号。

② 增强扫描动脉期肿块强化不明显，门脉期和延迟扫描肿块强化明显。或表现为病变部位管腔明显变窄，局部管壁明显增厚，增强扫描管壁强化明显。

③ MRCP 可显示胆道系统的病理改变形态，病变近侧的胆管扩张如软藤样，远侧胆管不显影，断端截断。

【报告范例】

报告书写：肝脏形态大小正常，表面光滑，各叶比例正常，信号均匀。肝内肝管扩张，上段胆总管轻度扩张，最大直径约 1.2cm，中段胆总管突然截断，下段胆总管未见扩张。胆囊饱满，未见充盈缺损影。胰腺形态信号正常，胰管未见扩张。脾不大，未见异常信号影。腹膜后未见肿大淋巴结影（图 7-3-8）。

【报告技巧与提示】

胆管癌的影像显示胆管扩张，在扩张胆管的远端发现胆管突然中断、不规则狭窄，或发

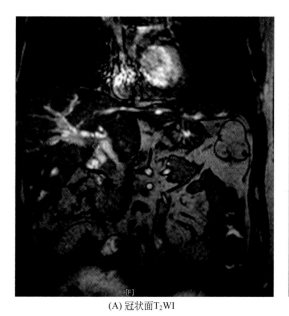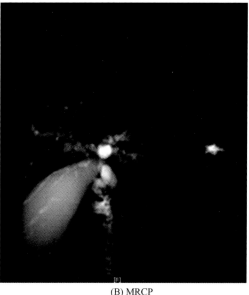

(A) 冠状面T$_2$WI　　　　　　　　　　　　(B) MRCP

图 7-3-8　低位胆道梗阻，胆总管中段癌

现胆管内软组织肿块、胆管壁增厚等征象，结合临床不难做出诊断。鉴别诊断需排除胆管结石、胆管炎所致的胆道狭窄。

第四节　胰　　腺

一、胰腺炎

【临床线索】

　　胰腺炎分急性胰腺炎和慢性胰腺炎。急性胰腺炎起病急骤，主要症状为发热、恶心、呕吐、腹胀等胃肠道症状，上腹部持续性剧烈疼痛；慢性胰腺炎主要原因是长期酗酒、胰腺管阻塞（如胰腺结石、胰腺癌等）。临床表现主要为中上腹部疼痛、体重减轻、胰腺功能不全。

【检查方法】

　　轴位 T$_1$WI、轴位 T$_2$WI、冠状位 FIESTA、轴位 DWI。

【MRI 征象】

　　(1) 急性胰腺炎　胰腺肿大，外形不规则，边缘不清，T$_1$WI 为低信号，T$_2$WI 为高信号。胰腺周围积液在 T$_1$WI 上呈低信号，在 T$_2$WI 呈高信号。急出血性坏死性胰腺炎 MRI 动态增强显示坏死区无强化低信号区。假性囊肿在 T$_1$WI 低信号，T$_2$WI 均匀高信号影，如为复杂性囊肿，即合并出血、感染及坏死物质形成则表现为不均匀的混合信号影。出血在 T$_1$WI 脂肪抑制像表现为高信号影。

　　(2) 慢性胰腺炎　胰腺弥漫或局限性增大，T$_1$WI 为混杂低信号，T$_2$WI 为混杂高信号；有时胰腺萎缩。慢性胰腺炎钙化是由于胰腺纤维化和后期的表现，纤维化在 T$_1$WI 脂肪抑制像和 T$_2$WI 像上均表现为低信号区。钙化灶在 MRI 上表现为低信号或无信号。

【报告范例 1】

　　报告书写： 胰腺体积弥漫性增大，胰腺实质内可见散在斑片状长 T$_1$、长 T$_2$ 信号影，胰周可见液体信号影。肝脾周围可见液体信号影。肝脏形态及信号未见异常，脾脏大小正常，胆囊形态及大小未见异常（图 7-4-1）。

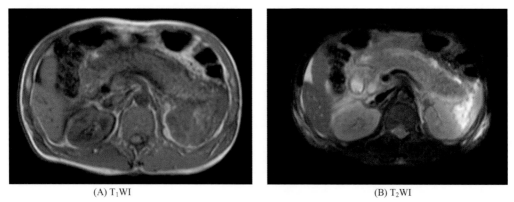

(A) T$_1$WI　　　　　　　　　　　　　(B) T$_2$WI

图 7-4-1　急性胰腺炎

【报告范例 2】

　　报告书写：胰腺萎缩，胰管扩张，最宽处直径约 1.2cm，胰尾部可见囊性长 T$_1$、长 T$_2$ 信号影，边缘光滑，大小约 3.8cm×4.5cm。肝脏形态及信号未见异常，脾脏大小正常，胆囊形态及大小未见异常。MRICP 示肝内外胆管未见扩张，胰管明显增宽，最宽处直径约 1.2cm，局部呈串珠状，胰尾上方可见椭圆形长 T$_2$ 信号影。胆囊未见明显异常（图 7-4-2）。

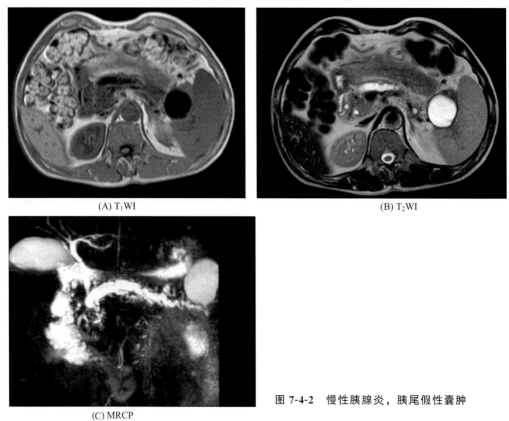

(A) T$_1$WI　　　　　　　　　　　　　(B) T$_2$WI

(C) MRCP

图 7-4-2　慢性胰腺炎，胰尾假性囊肿

【报告技巧与提示】

　　急性胰腺炎通常有明确的病史、体征及实验检查，结合影像不难诊断。慢性胰腺炎通常

会弥漫肿大或局限性增大，也可萎缩。若萎缩仅限于胰体、胰尾，同时有胰头增大或肿块，则需考虑胰腺癌的可能。

二、胰腺癌

【临床线索】

胰腺癌占整个胰腺恶性肿瘤的 95%。多见于 40 岁以上的中老年人。多数发生在胰头部，约占 2/3，体尾部约占 1/3，5% 为弥漫性的胰腺癌。胰腺癌由于部位隐蔽，症状出现迟，不易早期发现。临床表现主要为腹部胀痛不适、体重减轻、黄疸和腰背部疼痛。

【检查方法】

轴位 T_1WI、轴位 T_2WI、冠状位 FIESTA、轴位 DWI、MRCP；LAVA 动态增强。

【MRI 征象】

① 胰腺癌的直接征象为肿块影，间接征象为肿块远端的胰腺萎缩、胰腺管扩张和假性囊肿形成。胰头癌常可见肝内、外胆管和胰腺管扩张，称为"双管征"。T_1WI 示肿块呈低信号或等信号，肿块较大时，常为低信号，中央更低信号为坏死区，在 T_2WI 上肿块为稍高信号。

② 胰腺癌为少血供的肿瘤，增强扫描动脉和静脉期显示肿瘤为低信号。

【报告范例】

报告书写：肝内外胆管及胆总管明显扩张，胆总管直径约 1.7cm，扩张胆总管终止于胰头部，胰头部可见形态不规则肿物，呈略长 T_1、略短 T_2 信号，大小约 2.9cm×2.5cm，边界欠清，与邻近门脉血管脂肪间隙消失，胰管无扩张。扫描范围内肝脏实质未见异常信号。胆囊形态饱满，其内未见明显异常信号。肝门部可见肿大淋巴结影。MRICP 示肝内胆管明显扩张，胆总管上段扩张，至胰头上部截断，胆囊体积增大，胰管未见扩张（图 7-4-3）。

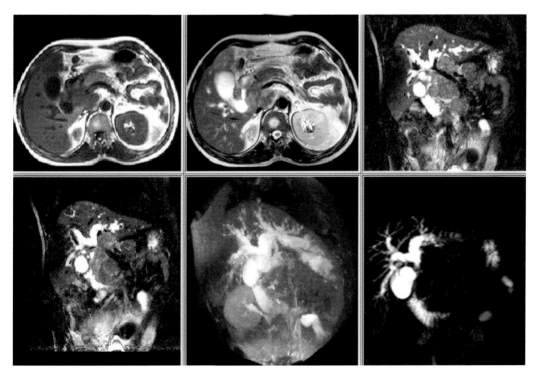

图 7-4-3　胰腺癌，低位胆道梗阻

【报告技巧与提示】

胰腺癌可以导致结缔组织增生，因此在脂肪抑制的 T_1WI 上病变组织的信号低于正常胰腺组织；在 T_2WI 上，由于纤维形成的程度不同、出血、坏死、继发炎症等改变，导致了信号强度的不均匀。常规增强成像中，富含毛细血管的胰腺实质早期强化，但是肿瘤由于乏血管所以没有强化或弱强化，这就使增强后能够鉴别出肿瘤组织。在延迟期，胰腺癌显示出各种表现，这取决于细胞间隙空间的大小和静脉引流。胰腺肿瘤的坏死区与实体肿瘤相比表现为长 T_1 和长 T_2 信号。

第五节 脾 脏

一、脾淋巴瘤

【临床线索】

脾原发性淋巴瘤（PMLS）极少见，在淋巴瘤中<1%，在脾原发性恶性肿瘤中仍占首位。左上腹胀痛及局部压迫症状。体征可为脾大、左上腹隆起、贫血貌、消瘦。

【检查方法】

轴位 T_1WI、轴位 T_2WI、冠状位 FIESTA、轴位 DWI；LAVA 动态增强。

【MRI 征象】

MRI 表现为弥漫性肿大的脾脏内散片状、多发团块状、结节状大小不一的异常信号区，T_1WI 为低信号或等混杂信号，T_2WI 为不均匀高信号，增强扫描通常无强化。应该指出，局灶性淋巴瘤在 T_2WI 可表现为低信号，这是区别于转移瘤的特征性表现，转移瘤很少表现为低信号，常为等信号或高信号。

【报告范例】

报告书写：肝脏形态大小正常，表面光滑，各叶比例正常，信号均匀。肝内外胆管未见扩张，胆囊不大，内未见异常信号影。胰腺未见异常信号。脾脏体积增大，其内可见多发结节影，呈短或等 T_1、混杂 T_2 信号，最大者约 3.6cm×3.2cm。左肾静脉周围可见多发肿大淋巴结影。余未见异常信号（图 7-5-1）。

【报告技巧与提示】

脾脏恶性淋巴瘤无特异性表现，必须结合其他临床资料，必要时穿刺活检，通常较难诊断。本病与转移性的淋巴瘤鉴别点在于后者可见明显的腹膜后主动脉周围成堆的肿大淋巴结，或累及邻近脏器，如胃、左侧肾上腺或肾脏。同时伴有全身多处淋巴结病变。

二、脾转移瘤

【临床线索】

脾脏转移瘤可来自黑色素瘤、卵巢癌、胰腺癌、结肠癌、乳腺癌及子宫内膜癌、软骨肉瘤和胃淋巴瘤等，一般认为，如果发生脾脏转移，多并发全身多器官转移，以往文献认为卵巢癌及黑色素瘤最容易发生脾脏转移。恶性淋巴瘤最常侵犯脾脏，其中何杰金病（HD）中30%～40%，非何杰金淋巴瘤中10%～40%有脾转移。

【检查方法】

轴位 T_1WI、轴位 T_2WI、冠状位 FIESTA、轴位 DWI；LAVA 动态增强。

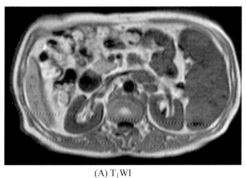
(A) T₁WI

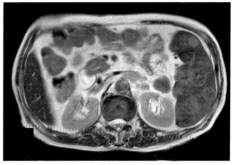
(B) T₂WI

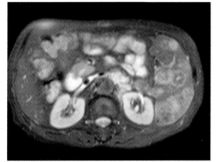
(C) T₂WI脂肪抑制序列

图 7-5-1　脾脏淋巴瘤，腹膜后淋巴结肿大

【MRI 征象】

① MRI 的 T_1WI 呈单发或多发不规则低信号，病灶边界清楚。病灶中心因肿瘤组织坏死或在低信号灶内见更低信号区，出血则为高信号。T_2WI 肿瘤表现为信号强度增高，其坏死区为高信号，病灶周围水肿带为高信号，边界不清。

② 注射 Gd-DTPA 后呈不均匀强化或 "牛眼" 状强化。

【报告范例】

报告书写：脾脏体积增大，其内可见多发结节影，T_1WI 呈等信号，T_2WI 中心呈高信号，周边呈低信号，最大者约 2.5cm×2.3cm。肝右后叶可见可见小片状长 T_1、长 T_2 信号影，胆囊形态大小正常，余未见异常信号。增强扫描脾脏多发病变动脉期无强化，平衡期及延迟期病变边缘轻度强化。肝右后叶病变未见明显强化（图 7-5-2）。

【报告技巧与提示】

脾转移瘤当患者有原发病史或同时有其他脏器转移时，诊断不难，否则建议活检明确诊断。超顺磁性氧化铁造影剂增强可提高脾转移性肿瘤的检出率。

三、脾血管瘤

【临床线索】

脾血管瘤是脾脏常见的良性肿瘤，临床通常无症状，较大的血管瘤可伴有脾大压迫周围其他脏器的症状；也可有脾功能亢进产生的贫血、乏力等表现。

【检查方法】

轴位 T_1WI、轴位 T_2WI、冠状位 FIESTA、轴位 DWI；LAVA 动态增强。

【MRI 征象】

① 脾脏血管瘤 T_1WI 为低信号，T_2WI 为明显高信号。

② 增强后病灶明显强化并持续时间较长。动态增强扫描脾脏血管瘤早期表现除了可表现为典型的边缘结节状强化，也可以出现轻度均匀强化或不强化，但延迟扫描一般均有等信号强化，较具特征性。

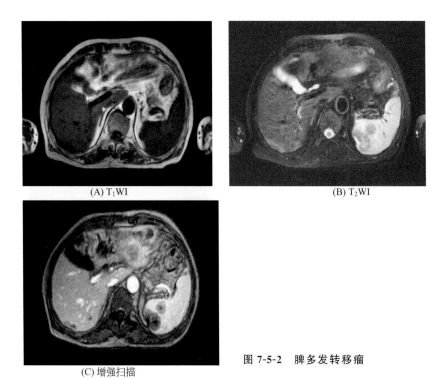

(A) T₁WI

(B) T₂WI

(C) 增强扫描

图 7-5-2　脾多发转移瘤

【报告范例】

　　报告书写：脾脏前部实质内可见类圆形肿物影，呈稍长 T₁、稍长 T₂ 信号，边界清楚，略向外突出，直径约 4.5cm。肝右后叶可见小圆形长 T₁、长 T₂ 信号影，直径约 0.6cm，胆囊形态大小未见异常，胰腺未见异常信号。增强扫描脾脏病变动脉期轻度不均匀强化，低于脾实质，延迟期强化与脾实质一致呈等信号。肝右后叶病变早期扫描未见强化（图 7-5-3）。

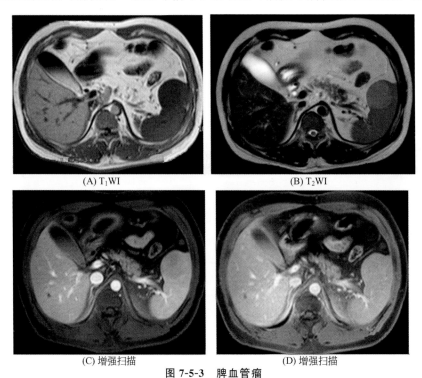

(A) T₁WI

(B) T₂WI

(C) 增强扫描

(D) 增强扫描

图 7-5-3　脾血管瘤

【报告技巧与提示】

脾脏血管瘤 CT 平扫一般定性较难，与其他肿瘤难以鉴别，MRI 较有优势。此外，增强扫描对血管瘤的诊断有重要意义，早期表现为肿块边缘结节状强化，继而向中心蔓延，延迟期呈等信号强化这一征象对血管瘤的诊断有特征性。

四、脾囊肿

【临床线索】

脾脏囊肿属于良性病变，可分为真性和假性两类，假性囊肿多与外伤、感染、栓塞有关。当囊肿巨大可产生压迫症状或于左上腹部触及肿块。脾脏囊肿与肝、肾囊肿相同，表现极为典型。脾脏血管瘤少见，常偶然发现。

【检查方法】

轴位 T_1WI、轴位 T_2WI、冠状位 FIESTA、轴位 DWI；LAVA 动态增强。

【MRI 征象】

表现为均匀长 T_1、长 T_2 信号，边缘锐利光滑，增强扫描不强化。

【报告范例】

报告书写：肝脏形态大小正常，表面光滑，各叶比例正常，信号均匀。肝内外胆管未见异常扩张。胆囊不大，内未见异常信号影，脾脏增大，脾下极可见囊性肿物影，呈长 T_1、长 T_2 信号，信号较均匀，边界清晰，其内可见分隔，脾门血移位向上推移，左肾受压。增强扫描病灶未见强化（图 7-5-4）。

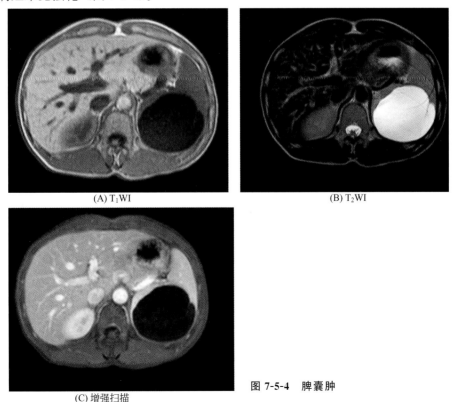

(A) T_1WI

(B) T_2WI

(C) 增强扫描

图 7-5-4　脾囊肿

【报告技巧与提示】

临床一般无需处理，影像上难以区分真性囊肿和假性囊肿，需参考有无外伤史及感染史，脾囊肿有时需要和囊性肿瘤相鉴别。

五、脾梗死

【临床线索】

脾梗死多无症状，可出现左上腹痛、左膈抬高和胸腔积液。

【检查方法】

轴位 T_1WI、轴位 T_2WI、冠状位 FIESTA、轴位 DWI；LAVA 动态增强。

【MRI 征象】

脾梗死呈楔形、类圆形或条状，在 MRI 动态增强扫描时呈无增强区。影像表现主要取决于梗死的时间和出血的程度。当梗死后液化形成时，T_2WI 上梗死区呈显著的高信号，注射 Gd-DTPA 后为边界清楚的低信号灌注缺损区，周边因包膜血管的血供出现增强。出血时，梗死在 T_1WI 和 T_2WI 呈高信号。

【报告范例】

报告书写： 肝脏大小正常，表面光滑，各叶比例正常，信号均匀。胆囊不大，壁不厚，内未见异常信号影。胰腺形态信号未见异常。脾脏明显增大，超过 5 个肋单元，前下方见片状长 T_1、长 T_2 信号，增强扫描未见强化。肝周及脾周可见少量液性密度影（图 7-5-5）。

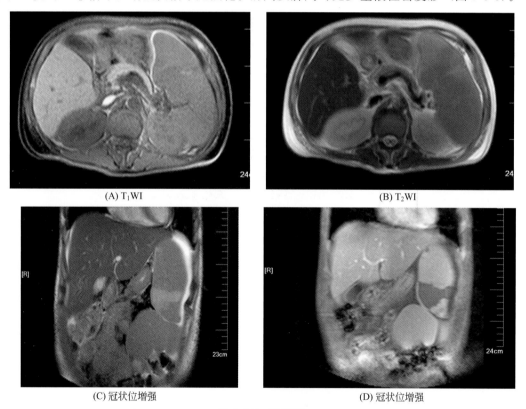

(A) T_1WI (B) T_2WI

(C) 冠状位增强   (D) 冠状位增强

图 7-5-5　脾梗死

【报告技巧与提示】

MRI 对脾梗死检出较敏感，因为梗死灶内组织水分增加，T_1WI 为低信号，T_2WI 为高信号。CT 上有三角低密度影的特征性表现，诊断较容易。不典型形态的梗死需要与脾脓肿、脾破裂出血相鉴别。

第八章

泌尿、生殖系统疾病
MRI 诊断报告书写技巧

第一节　泌尿、生殖系统读片基础

一、影像解剖基础

见图 8-1-1。

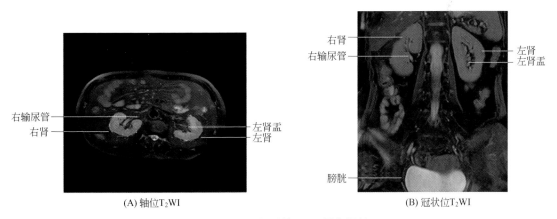

(A) 轴位T₂WI　　　　　　　　　　(B) 冠状位T₂WI

图 8-1-1　泌尿系统 MRI 影像解剖

二、正常报告书写要点及示范

（1）报告书写要点　正常肾组织在 T_1WI 上，由于肾皮质、髓质含水量不同，致皮质信号强度略高于髓质，T_1WI 脂肪抑制上差异更加明显。在 T_2WI 上，肾皮质、髓质均呈较高信号而难以分辨。肾窦脂肪组织在 T_1WI 和 T_2WI 上分别呈高信号和中高信号。肾血管由于流空效应表现为无信号或低信号。需要注意，各肾盂、肾盏显示清晰，无变形及扩张，输尿管无明显扩张，膀胱内尿液呈长 T_1、长 T_2 信号，膀胱壁厚度一致的薄壁环状影，与肌肉信号类似。冠状位双侧肾上腺位于肾上极上方，T_1WI 和 T_2WI 上信号强度类似肝实质，低于周围脂肪。子宫体自内向外三层信号。正常卵巢可以识别。前列腺在 T_1WI 上呈均一低信号，类似肌肉信号，T_2WI 上自内向外分为中央区、移行区、周围区，中央区、移行区呈低信号，周围区呈较高信号。

（2）报告示范　双肾形态、大小、信号未见异常。肾盂肾盏结构正常，未见扩张，未见确切占位病变。双侧肾上腺形态、信号未见异常。膀胱充盈饱满，信号均匀，未见异常信号灶。

精囊形态信号正常，精囊角不大。前列腺未见增大，未见异常信号（男性）。子宫大小形态正常，未见异常信号影。双侧附件区未见确切占位病变（女性）。盆腔内未见肿大淋巴结及积液。

<h1 style="text-align:center">■■■ 第二节 肾 疾 病 ■■■</h1>

一、肾结核

【临床线索】

多为继发性，临床表现为尿频、尿痛、脓尿或血尿，并有消瘦、乏力和低热症状。

【MRI 检查方法】

轴位 T_1WI、抑脂 T_2WI、冠状位抑脂 Fiesta、轴位增强、MRU。

【MRI 征象】

① 一侧肾脏体积增大，肾实质内单个或多个大小不等、形态不一的囊状长 T_1、长 T2 信号影，腔壁模糊，轻度强化，可有肾盂和输尿管壁增厚。

② 一侧肾脏增大或缩小，肾实质被几个大的囊腔所分隔，伴有低信号钙化，肾皮质变薄，轻度强化，伴有肾盂和输尿管壁增厚。

③ 一侧肾实质内有多发囊状长 T_1、长 T_2 信号影，而对侧肾盂肾盏积水扩张。

④ 一侧肾结核导致的肾自截时，患肾体积缩小，可呈"花瓣"状改变，T_1WI 呈低信号和等信号，T_2WI 可为混杂信号，这与自截肾内干酪样成分有关。

【报告范例 1】

报告书写： T_2WI 显示右肾多发囊状长 T_2 信号影，右侧输尿管扩张，管壁增厚。MRIU 显示右肾盏积水扩张，上组肾盏的一个小盏颈部狭窄，输尿管宽窄不等。左肾未见异常信号影。膀胱轻度挛缩，右侧明显，边缘不光滑。双侧肾上腺区未见异常信号。腹膜后未见肿大淋巴结（图 8-2-1）。

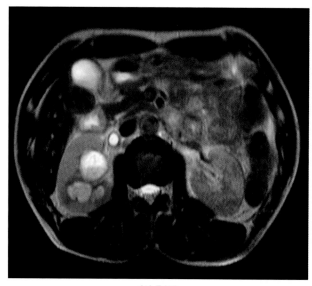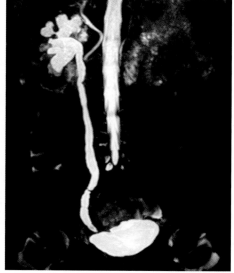

(A) T_2WI　　　　　　　　　(B) MRU

图 8-2-1　肾结核

【报告范例 2】

报告书写：T_2WI 右肾上极见信号异常，略突出于肾轮廓之外，直径约为 3cm，T_1WI 呈稍高信号，T_2WI 呈等信号或稍低信号，与正常肾实质分界不清。左肾体积增大，肾盂肾盏扩张呈多囊状长 T_2 信号改变，肾皮质受压，变薄。左侧输尿管上段扩张。增强示右肾上极病变在动脉期明显低信号，强化程度略低于正常肾实质。左肾皮质变薄，强化尚属正常，延迟扫描肾盂肾盏内尚无造影剂充盈。左输尿管上段扩张但宽窄不等，壁增厚，中下段显示不清（图 8-2-2）。

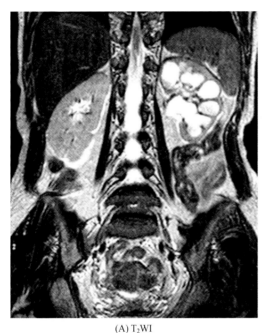
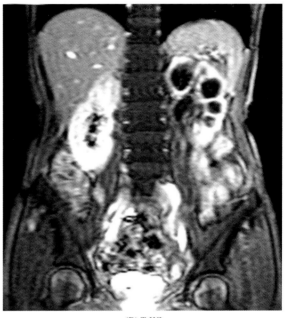

(A) T_2WI (B) T_1WI

图 8-2-2 肾结核，输尿管结核

【报告技巧与提示】

肾结核的诊断主要依靠尿中查出结核杆菌及影像学检查表现。影像学检查以尿路造影和 CT 检查为主，常可明确病变范围、程度和分期，特别是尿路造影能显示较早期的肾盏改变，而 CT 则能敏感地发现病灶内钙化及管壁增厚。

二、肾囊肿

【临床线索】

肾囊肿有多种类型，其中最常见者是单纯性肾囊肿，临床上多无症状。

【MRI 检查方法】

轴位 T_1WI、抑脂 T_2WI、冠状位抑脂 Fiesta、轴位增强、MRU。

【MRI 征象】

表现为肾实质内囊状异常信号灶，T_1WI 为低信号，T_2WI 为高信号，增强扫描无强化。个别单纯性肾囊肿合并出血、感染或钙化及转变为复杂性囊肿，诊断困难。

【报告范例】

报告书写：双侧肾脏对称，位于脊柱两侧，大小正常，皮髓质分辨清楚。双肾多发大小不等囊状病灶，呈长 T_1、长 T_2 信号影，边界光滑清晰，左肾数个病灶较大，多个突出于肾轮廓之外，较大者位于肾上极，大小约 $2.3cm×4.6cm×2.7cm$。肾周脂肪囊清楚，肾旁结构未见明显异常。双侧肾上腺未见明显异常。腹膜后未见肿大淋巴结影（图 8-2-2）。

【报告技巧与提示】

单纯性肾囊肿表现具有特征性，易于诊断，然而单纯性肾囊肿合并有出血、感染或钙化即转变为复杂性囊肿时，诊断困难，有时不易与囊性肾癌鉴别。

三、多囊肾

【临床线索】

多囊性肾病简称多囊肾，为遗传性病变，成人型多见，常合并多囊肝。中年后随囊肿增多、增大出现症状，表现为腹部肿块、血尿、高血压，晚期发生尿毒症。

【MRI 检查方法】

轴位 T_1WI、抑脂 T_2WI、冠状位抑脂 Fiesta、轴位增强、MRU。

【MRI 征象】

双侧肾增大，轮廓呈分叶状，内有无数大小不等的囊状影，使肾脏成蜂窝状改变，T_1WI 可见肾脏呈低信号或混杂信号，T_2WI 呈高信号或混杂信号，其中有的是出血性囊肿，主要表现为 T_1WI 上呈高信号，T_2WI 呈较低信号。同时肝脾胰有或无多囊肿病灶，即可诊断为多囊肾。增强扫描上述囊肿各期均不强化。

【报告范例 1】

报告书写：双侧肾脏对称，位于脊柱两侧，双侧肾脏增大，轮廓呈分叶状，双肾内可见多发大小不等囊状病灶，呈长 T_1、长 T_2 信号影，边界光滑清晰。肾旁结构未见明显异常。扫描所及肝脏可见囊性病灶（图 8-2-3）。

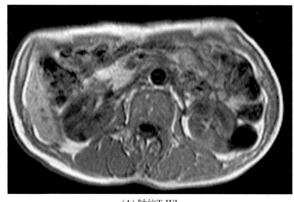 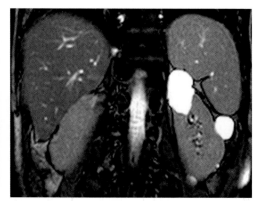

(A) 轴位T_1WI　　　　　　　　　　　　　　(B) 冠状位T_2WI

图 8-2-3　肾囊肿

【报告范例 2】

报告书写：双侧肾脏对称，位于脊柱两侧，双侧肾脏增大，轮廓呈分叶状，双肾内可见多发囊性病变，呈长 T_1、长 T_2 信号，边界清晰。左肾背侧另可见类圆形短 T_1、短 T_2 信号影，病灶边界清晰光滑。肾旁结构未见明显异常（图 8-2-4）。

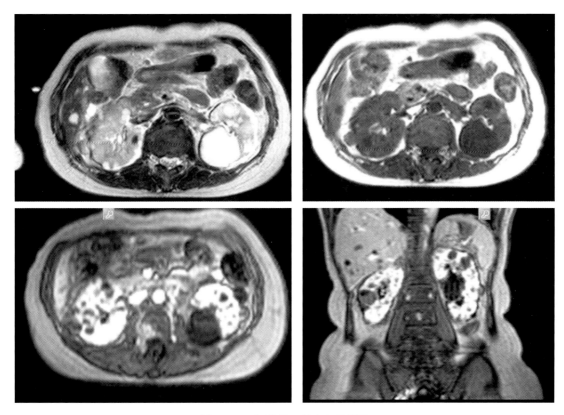

图 8-2-4 多囊肾，肝内多发囊肿

【报告技巧与提示】

多囊肾常合并多囊肝改变。增强扫描上述囊肿各期均不强化。

四、肾癌

【临床线索】

肾癌是最常见的肾恶性肿瘤，主要发生在中老年，男性多于女性。典型临床表现为无痛性血尿，腹部肿块。

【MRI 检查方法】

轴位 T_1WI、抑脂 T_2WI、冠状位抑脂 Fiesta，必要时轴位增强、MRU。

【MRI 征象】

肾实质内圆形、类圆形或不规则分叶状肿块，与正常肾组织分界清楚或不清，多数肿块 T_1WI 为低信号，T_2WI 为高信号，信号常不均匀，肿块周围可见假包膜，在 T_2WI 显示清楚，呈一低信号环。增强扫描动脉期肿块明显强化但不均匀，静脉期强化程度低于正常肾实质，同时可能见到肾门、主动脉旁淋巴结肿大，肾静脉或下腔静脉内癌栓形成，表现为血管增粗，增强扫描可表现为充盈缺损。

【报告范例】

报告书写：右肾下极实质内可见一类圆形肿块影，略呈分叶状，大小约为 5.3cm×

4cm，突出肾外，T_1WI、T_2WI 均呈低信号，边界不清。右肾上组肾盏略有扩张，内可见短 T_1、等 T_1 信号液-液平面影。增强扫描右肾实质轻度强化，肾下极病灶呈厚壁多囊性结构，边缘轻度强化，肿块内见多发无明显强化区。左肾未见异常信号影，未见异常强化。腹主动脉周围可见多个类圆形淋巴结影（图 8-2-5）。

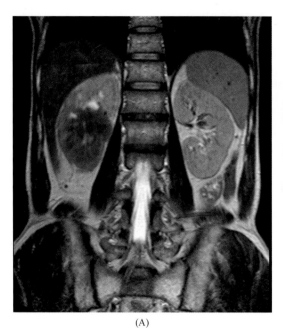 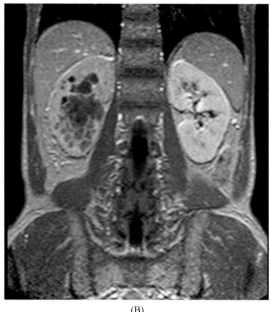

(A)　　　　　　　　　　　　　　　　(B)

图 8-2-5　肾癌合并陈旧出血

报告书写：左肾体积增大，左肾下极可见一囊实性肿块影，大小约 6cm×7.2cm，呈长 T_1、稍长 T_2 混杂信号影，侵及肾门。增强扫描可见明显不均匀强化，囊性成分未见强化，延迟后包膜显示更加清晰。左侧肾静脉不显影，代之以明显强化的肿块。右肾未见异常信号影。腹膜后未见肿大淋巴结影（图 8-2-6）。

【报告技巧与提示】

少数囊性肾癌与合并有感染、出血的肾囊肿需要鉴别。有明显肾盂侵犯的肾癌与向肾实质侵犯的肾盂癌需要鉴别，往往需要穿刺活检甚至手术确诊。

五、肾盂癌

【临床线索】

肾盂癌好发于 40 岁以上男性。典型临床表现为无痛性全程血尿，瘤体较大或合并肾积水时可触及肿物。

【MRI 检查方法】

轴位 T_1WI、抑脂 T_2WI、冠状位抑脂 Fiesta、必要时增强、MRU。

【MRI 征象】

T_1WI 呈稍低信号或等信号，T_2WI 为稍高信号，少数为等信号，肿块所在的肾大盏或肾盂常因占位而显得饱满，肾窦间隙狭窄或闭塞消失。当肿瘤组织发生缺血坏死、囊变、出

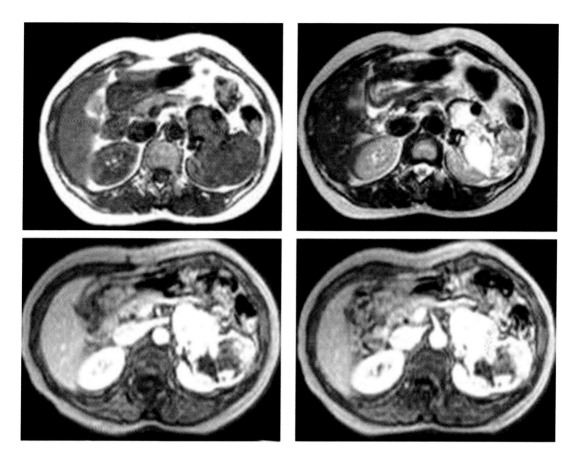

图 8-2-6　左肾癌，左肾静脉瘤栓

血，可表现为 T_1WI 混杂低信号，T_2WI 混杂高信号。浸润型信号较不均匀，常表现为 T_1WI 混杂低信号，T_2WI 混杂高信号。肾盂癌血供少，增强后皮质期仅轻度强化，有较大囊变坏死者强化可不均匀，实质期及肾盂期肿瘤增强的信号提高不明显，而相邻肾实质的强化显著，因此肿瘤形成相对的低信号影。当肾盂肾盏中肿块明显时，MRU 上表现为充盈缺损影。

【报告范例】

　　报告书写：左肾体积明显增大，失去正常形态，肾盂肾盏明显扩张，内可见多发大小不等囊状影，T_2WI 以高信号为主，其内可见等信号影，T_1WI 为低信号及等信号影。左肾实质明显受压变薄，左输尿管未见扩张。增强扫描左肾皮质可见强化，左侧扩张肾盂肾盏未见强化，内可见多发中等强化信号影，附壁生长，形态不规则。右肾下极实质内可见类圆形长 T_1、长 T_2 信号影。腹主动脉旁多发淋巴结影（图 8-2-7）。

【报告技巧与提示】

　　肾盂癌局限于肾盂、肾盏时应与肾盂内阴性结石及血块鉴别。肾癌肾盂癌较大时，均可相互侵犯，不易鉴别。肾盂癌肿块以肾门肾盂为中心向周围生长，肾轮廓规则增大，形态保持正常，少数可偏心性侵犯肾窦及肾实质，而肾细胞癌呈偏心性增大，肾轮廓不规则，形态

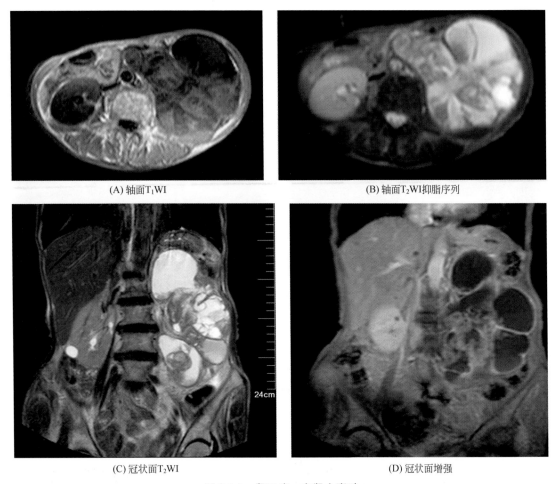

(A) 轴面T₁WI

(B) 轴面T₂WI抑脂序列

(C) 冠状面T₂WI

(D) 冠状面增强

图 8-2-7　肾盂癌，右肾小囊肿

异常，可致集合系统阻塞后影响肾功能，造成肾盂积水；此外，肾癌血供多较肾盂癌丰富，增强作用明显。

第三节　膀　胱　癌

【临床线索】

膀胱癌是膀胱肿瘤中最常见的类型，常见于 40 岁以上男性，临床表现为无痛性肉眼血尿，可伴有尿痛和尿急。

【MRI 检查方法】

矢状位 T₂WI、轴位 T₁WI、轴位抑脂 T₂WI、冠状位抑脂 T₂WI、DWI。

【MRI 征象】

膀胱癌多见于膀胱三角区和两侧壁，T₁WI 肿块的信号等于或高于正常膀胱壁或邻近骨骼肌的信号，但远低于膀胱周围脂肪的信号。T₂WI 肿块表现为稍高信号，与正常膀胱壁低信号形成明显对比。增强扫描早期明显强化。

【报告范例】

报告书写：膀胱左侧壁可见一不规则软组织影，T_1WI 呈稍低信号，表面呈条形高信号；T_2WI 附壁肿块呈稍高信号，右侧部分为膀胱壁为低信号及表面条状高信号。该病灶与膀胱壁宽基底相连，突向膀胱内，左侧穿透膀胱壁，膀胱壁低信号带中断。双侧前列腺未见异常信号改变。双侧精囊腺对称，大小形态正常，直肠周围脂肪间隙正常。盆壁结构正常，未见肿大淋巴结（图 8-3-1）。

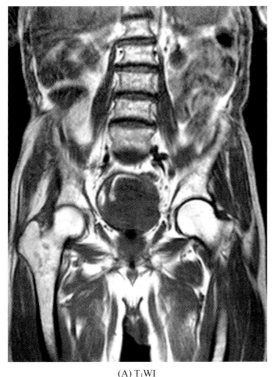
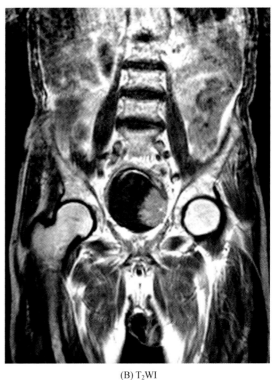

(A) T_1WI (B) T_2WI

图 8-3-1　膀胱癌伴出血

【报告技巧与提示】

① 膀胱壁弥漫性不规则增厚，结合临床表现可提示膀胱癌可能，建议膀胱镜检查，以排除膀胱炎。

② T_2WI 上膀胱壁的低信号环中断、破坏提示膀胱壁受侵。

③ 膀胱壁与周围高信号的脂肪界面模糊或高信号脂肪内出现灰色信号团块提示膀胱周围受侵。

④ 前列腺及精囊腺受侵表现为与肿瘤相邻部分出现与肿瘤相似的异常信号。若肿块外缘与周围脂肪层分界模糊，提示癌肿侵及膀胱周围的脂肪组织，若在周围脂肪组织内见到软组织肿块则可肯定肿瘤的外侵；膀胱精囊角闭塞、前列腺、精囊增大变形，提示癌肿侵犯前列腺、精囊。

⑤ 若膀胱肿块与盆壁肌肉分界不清，局部肌肉增厚，提示肿瘤侵及盆壁。

⑥ 盆腔内见到直径大于 10mm 的淋巴结，可提示膀胱癌淋巴结转移。

■■■ 第四节　肾上腺疾病 ■■■

一、肾上腺腺瘤

【临床线索】

　　肾上腺腺瘤是发生于肾上腺皮质的良性肿瘤，分为功能性和非功能性。前者具有相应症状和体征，临床上可表现出高血压；后者发生率较高，无症状。

【MRI 检查方法】

　　轴位 T_2WI、轴位 T_1WI、冠状位抑脂 T_1WI、冠状位 Fiesta。

【MRI 征象】

　　① 肾上腺肿块在 T_1WI 和 T_2WI 上信号强度分别类似或略高于肝实质，梯度回波同相位、反相位检查能证实肿块内富含脂质，表现反相位上肿块信号强度明显减低。

　　② 常规增强和动态增强检查，肿块强化且廓清迅速。

【报告范例】

　　报告书写：左侧肾上腺可见类圆形肿块影，大小约 $10mm \times 13mm$，边缘光滑，界线清楚，T_1WI 呈等信号，反相位示肿块信号明显减低，T_2WI 为等信号，信号均匀，Gd-DTPA 增强扫描后病灶呈轻度均匀强化，同侧正常肾上腺显示不清，对侧肾上腺未见异常。肝内可见小圆形长 T_1、T_2 信号影，增强后无强化（图 8-4-1）。

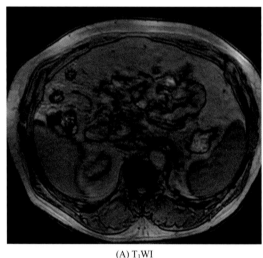 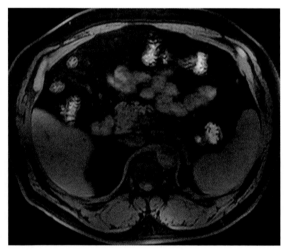

(A) T_1WI　　　　　　　　　　　　　　(B) Gd-DTPA增强扫描

图 8-4-1　肾上腺腺瘤，肝内囊肿

二、肾上腺嗜铬细胞瘤

【临床线索】

　　肾上腺嗜铬细胞瘤是发生于肾上腺髓质的肿瘤，多为良性。以 20～40 岁多见，典型表现为阵发性高血压、头痛、心悸、多汗，发作数分钟后缓解。实验室检查，24h 尿香草基扁桃酸（VMA）（儿茶酚胺代谢物）显著高于正常值。

【MRI 检查方法】

　　轴位 T_2WI、轴位 T_1WI、冠状位 T_1WI、冠状位 Fiesta。

【MRI 征象】

　　在 T_1WI 上为低信号，T_2WI 上呈非常高的信号，Gd-DTPA 增强 T_1WI 检查或并有预饱和脂肪抑制技术的 T_1WI 检查，肿瘤呈明显和长时间的强化。

【报告范例】

　　报告书写：双侧肾上腺混杂信号肿块，右侧病灶内可见短 T_1 出血信号，T_2WI 上肿块内显示液-液平面（图 8-4-2）。

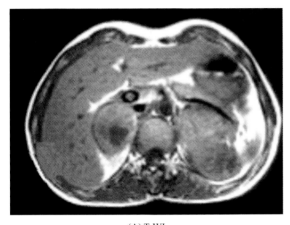
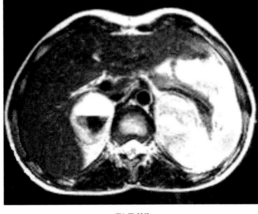

(A) T_1WI　　　　　　　　　　　　　　　　(B) T_2WI

图 8-4-2　肾上腺嗜铬细胞瘤

【报告技巧与提示】

　　需要注意异位嗜铬细胞瘤，常位于腹主动脉旁，临床表现类似肾上腺嗜铬细胞瘤。当查出肾上腺或肾上腺外肿块，并发现其他部位转移灶时，应考虑恶性嗜铬细胞瘤。

■■■ 第五节　前列腺疾病 ■■■

一、前列腺增生

【临床线索】

　　前列腺增生是老年男性常见病变，多见于 60 岁以上。临床表现为尿频、尿急、夜尿及排尿困难。

【MRI 检查方法】

　　矢状位 T_2WI、轴位 T_2WI、轴位 T_1WI、DWI、冠状位抑脂 T_2WI、必要时灌注及波谱。

【MRI 征象】

　　① 增大的前列腺在 T_1WI 上呈均一低信号。在 T_2WI 上，中央区和移行区体积明显增大，若以腺体增生为主则呈结节性不均一高信号，若基质增生明显则主要表现为中等信号，周围区仍维持正常较高信号，并受压变薄，在增大的移行区、中央区与变薄的周围区之间常

可见环形线状低信号影，代表外科假包膜。

② 动态增强扫描，中央腺增生结节血供较丰富，增强早期呈不均匀强化，中后期信号持续强化并渐趋均匀，如有坏死囊变区信号无变化。

【报告范例】

报告书写：前列腺增大伴多发结节，前列腺大小约 5.4cm×4.2cm×3.8cm，突向膀胱后壁，其内信号不均，可见斑片状长 T_2 结节影，包膜尚完整，精囊形态信号正常，精囊角不大。膀胱及尿道内见球囊导管影（图 8-5-1）。

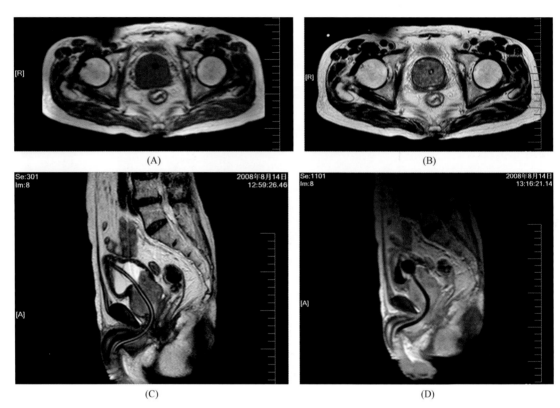

图 8-5-1 前列腺增生

【报告技巧与提示】

CT 检查多不能与局限于前列腺被膜内的早期前列腺癌鉴别，MRI 检查对这一鉴别有较高价值，前列腺增生时，可明确显示增大的前列腺位于中央腺，T_2WI 上显示周围区受压变窄或消失，但信号仍维持正常。

二、前列腺癌

【临床线索】

前列腺癌是老年男性常见的恶性肿瘤，早期临床表现类似前列腺增生，晚期发生膀胱和会阴部疼痛及转移体征。肛门指检可触及前列腺硬结，表面不规则。实验室检查前列腺特异抗原（PSA）增高，且游离 PSA/总 PSA 比值减低。

【MRI 检查方法】

矢状位 T_2WI、轴位 T_1WI、轴位 T_2WI、冠状位 T_2WI、DWI。

【MRI 征象】

① T_2WI 上正常较高信号的周围区内出现低信号结节。少数前列腺癌起于移行区和中央区，其信号强度类似周围组织而难以发现。

② 动态增强检查主要表现为病变早期快速强化，信号较均匀，增强中后期信号强度下降，呈一过性明显强化。

③ MRS 对早期前列腺癌的诊断有较大帮助，表现病变区的 Cirt/Cho 比值明显减低。在前列腺癌进展期，于 T_2WI 上可见前列腺被膜连续性中断，低信号肿块突至前列腺周围脂肪组织内，精囊受累时，精囊增大且信号减低，此外，还可检出转移所致的盆腔淋巴结增大及其他器官转移或骨转移。

【报告范例】

报告书写：前列腺体积明显增大，且信号不均，前列腺左叶周围带可见稍低 T_2 信号结节影，略突出于轮廓之外，大小约为 $2.6cm \times 2.6cm$，T_1WI 基本等信号，侵及左侧精囊腺。增强扫描前列腺肿块明显不规则强化，左侧肿物强化程度较低，左侧精囊腺信号减低（图 8-5-2）。

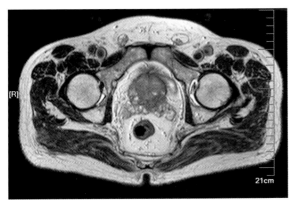

(A) T_2WI (B) T_2WI 抑脂序列

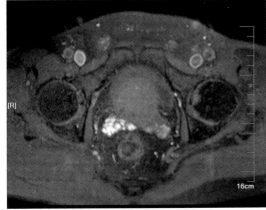
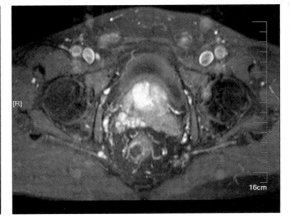

(C) T_1WI 抑脂序列   (D) 增强扫描

图 8-5-2 前列腺癌

【报告技巧与提示】

对于早期限于被膜内的前列腺癌，MRI 应为首选检查方法，T_2WI 上较高信号的周围区发现低信号结节是诊断的主要依据，若诊断仍有困难，则可进行穿刺活检。在进展期前列腺癌，根据前列腺不规则分叶状增大及其对周围结构的侵犯和（或）转移，CT 或 MRI 检查均不难做出诊断。

■■■ 第六节　子宫疾病 ■■■

一、子宫肌瘤

【临床线索】

子宫肌瘤是子宫最常见的良性肿瘤，常发生于生育期妇女，以 35～45 岁发病率最高，临床主要表现为月经改变、邻近器官受压、疼痛、不孕和盆腔肿块。

【MRI 检查方法】

矢状位 T_2WI、轴位 T_1WI、轴位抑脂 T_2WI、冠状位抑脂 T_2WI、DWI。

【MRI 征象】

能发现小至 3mm 的子宫肌瘤。典型肌瘤在 T_1WI 上呈信号强度类似子宫肌层，然而在 T_2WI 上呈明显均一低信号，边界清楚，具有特征性，肌瘤发生变性时，依变性类型不同，T_1WI 和 T_2WI 上，瘤内可有等、高或混杂信号灶。增强检查，肌瘤常为不均一强化。

【报告范例 1】

报告书写：子宫前倾位，子宫体积明显增大，子宫底部及子宫前壁、后壁、宫颈后壁内多个大小不等类圆形结节，T_1WI 近似等信号，T_2WI 呈不均匀等或低信号，结节边缘光滑清楚。子宫腔内膜厚度正常，矢状面示子宫三层结构信号正常，宫颈大小形态及信号正常。双侧卵巢形态正常。子宫直肠窝未见异常信号影。盆壁结构正常，盆腔内未见肿大淋巴结。膀胱充盈尚可，壁光滑，信号均匀，上壁受压（图 8-6-1）。

【报告范例 2】

报告书写：子宫明显增大，前倾位，黏膜下方可见大小不等多个病灶，T_1WI 呈等信号，T_2WI 稍低信号，子宫内膜受压变形。子宫结合带增厚、信号不均。肌层间隙内多发条形长 T_2 信号。双侧卵巢形态正常。子宫直肠窝未见异常信号影。盆壁结构正常，盆腔内未见肿大淋巴结。膀胱充盈尚可，壁光滑，信号均匀（图 8-6-2）。

【报告技巧与提示】

子宫肌瘤常有典型表现，诊断不难，其中 MRI 检查还能确定肌瘤有无变性和变性的类型，有助于临床选择合适的治疗方案。但有时仍易于与下列疾病混淆，如子宫腺肌瘤、卵巢、输卵管占位及子宫肉瘤等。

二、子宫癌

【临床线索】

子宫癌分为子宫内膜癌和子宫颈癌，以后者多见。临床上表现为不规则阴道流血。子宫内膜癌常为腺癌，宫颈癌多为鳞状上皮癌，肿瘤晚期均可侵犯组织、器官并发生盆腔淋巴结转移。

【MRI 检查方法】

矢状位 T_2WI、轴位 T_1WI、轴位抑脂 T_2WI、冠状位抑脂 T_2WI、DWI。

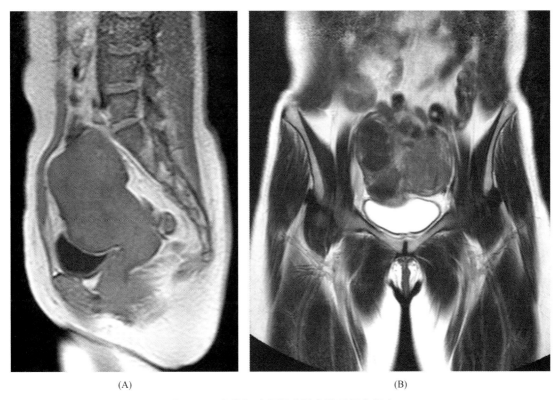

图 8-6-1 多发肌壁间肌瘤及浆膜下子宫肌瘤

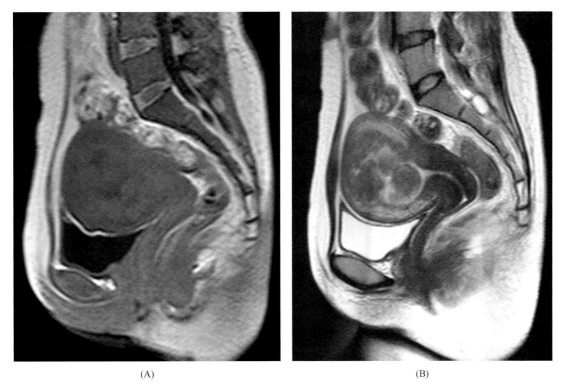

图 8-6-2 多发子宫肌瘤，子宫腺肌症

【MRI 征象】

① 子宫内膜癌：MRI 的 T_2WI 有利于显示子宫内膜癌。子宫内膜癌最常见的表现为子宫内膜的增厚，宫腔增宽、扩大，信号不定，可以表现为与内膜同样的高信号，也可以与肌层同等信号，或高低混杂信号。当子宫内膜癌合并宫腔积液体或积血时 T_2WI 的信号与子宫体癌相似，对判定子宫内膜癌的位置及范围有困难，此时需结合 MRI 增强扫描进行诊断，在 MRI 增强扫描时肿瘤的强化明显低于子宫肌层和内膜的强化，同时也能将肿瘤与潴留的液体区别开来。

② 子宫颈癌：T_2WI 子宫颈癌为高信号，与低信号的子宫颈间质形成鲜明的对比，1cm 左右的肿瘤即可明确显示，并能观察到是否有宫旁浸润。动态增强扫描早期肿瘤强化明显，信号高于正常子宫颈组织，随后信号逐渐减低，增强晚期肿瘤信号低于正常子宫颈组织。

【报告范例 1】

报告书写：子宫增大，子宫内膜增厚，T_1WI 为稍高信号，T_2WI 信号与肌层相似，结合带完整，宫腔增大，增强扫描增厚内膜肿物轻度强化，信号明显低于肌层。双侧卵巢形态正常。子宫直肠窝未见异常信号影。盆壁结构正常，盆腔内未见肿大淋巴结。膀胱充盈尚可，壁光滑，信号均匀（图 8-6-3）。

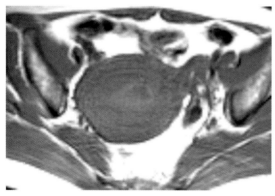
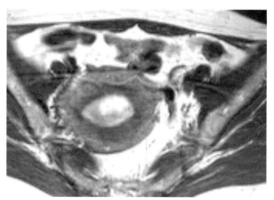

(A) T_1WI (B) T_2WI

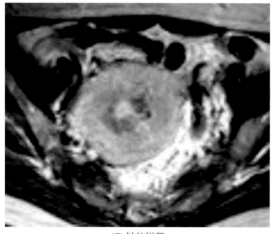
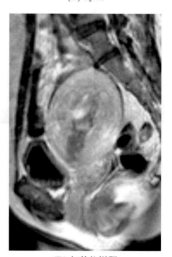

(C) 轴位增强   (D) 矢状位增强

图 8-6-3　子宫内膜癌

【报告范例 2】

报告书写： 平扫示宫颈体积不规则增大、内见类圆形团块影，信号不均，以稍长 T_2、等 T_1 为主，较大病灶约 $3.6cm \times 3.1cm \times 3.7cm$，边界欠清。增强扫描后病灶强化不均匀，强化程度较子宫壁低，其周围另见多个小圆形弱强化灶，宫腔内少量积液。子宫腔内膜厚度正常，双侧卵巢形态正常。子宫直肠窝未见异常信号影。盆壁结构正常，盆腔内未见肿大淋巴结。膀胱充盈尚可，壁光滑，信号均匀（图 8-6-4）。

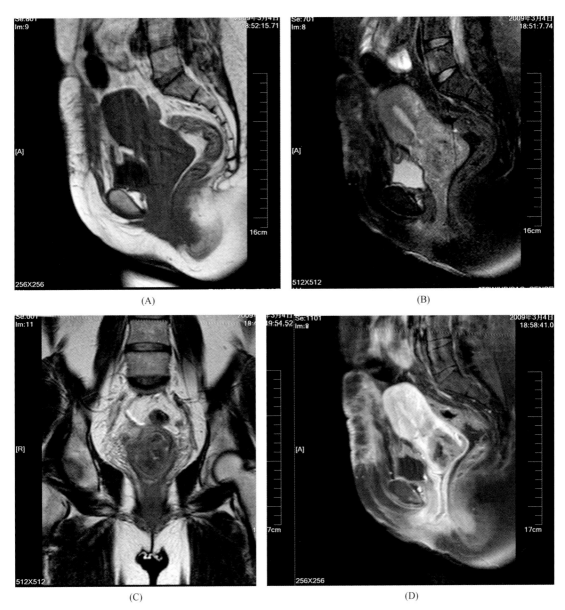

(A)　　　　　　　　　　　　(B)

(C)　　　　　　　　　　　　(D)

图 8-6-4　宫颈癌

【报告技巧与提示】

① MRI 对正确判断肿瘤侵犯的程度和分期有意义。矢状位和轴位的 T_2WI 图像有利于观察肿瘤，增强扫描尤其是动态增强更有助于肿瘤的诊断。

② 子宫内膜增殖症与子宫内膜癌都可以表现为高信号的内膜肥厚，或高低信号混在的

病变，鉴别两者有时很困难，需要做诊断性刮宫或动态增强扫描加以鉴别。子宫内膜癌宫颈浸润也需与子宫颈腺癌的体部浸润鉴别。

③ MRI 对子宫颈癌的分期准确性优于 CT。矢状位 T_2WI 图像有利于观察肿瘤；显示子宫颈癌的宫旁组织浸润多采用轴位 T_2WI。

■■■ 第七节　卵巢疾病 ■■■

一、卵巢囊肿

【临床线索】

附件区肿块，单侧或双侧，包括卵泡囊肿、黄体囊肿、卵泡膜黄素化囊肿及子宫内膜异位囊肿。

【MRI 检查方法】

矢状位 T_2WI、轴位 T_1WI、轴位抑脂 T_2WI、冠状位抑脂 T_2WI、DWI。

【MRI 征象】

附件区圆形、类圆形肿块，T_1WI 呈低信号，T_2WI 呈高信号，信号均匀，壁薄、光滑，无结节或突起，增强扫描无强化。若 T_1WI 和 T_2WI 上均呈高信号，信号均匀，壁薄、光滑，无结节或突起，增强扫描不强化，结合临床表现即可诊断为卵巢巧克力囊肿。

【报告范例】

报告书写：子宫大小及形态可，子宫腔内膜厚度正常，矢状面示子宫三层结构信号正常，宫颈大小形态及信号正常。双附件区见多发短 T_1、长 T_2 信号，左侧两个较大，形态较规则，边缘较光滑。子宫直肠窝未见异常信号影。盆壁结构正常，盆腔内未见肿大淋巴结。膀胱充盈尚可，壁光滑，信号均匀（图 8-7-1）。

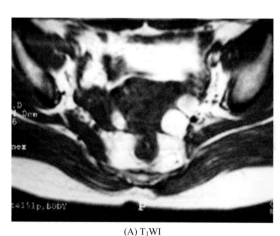
(A) T_1WI

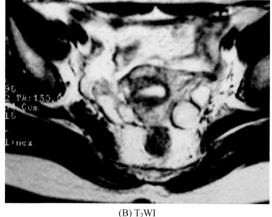
(B) T_2WI

图 8-7-1　卵巢巧克力囊肿

【报告技巧与提示】

部分卵巢囊肿囊壁较厚或为多房性囊肿则难与卵巢囊腺瘤鉴别。MRI 在卵巢巧克力囊肿的诊断中有较高的敏感性及特异性，肿块形态不规则，表现为大囊周围"卫星囊"，为其特征性表现。

二、卵巢畸胎瘤

【临床线索】

卵巢畸胎瘤是一组较常见的卵巢生殖细胞肿瘤，临床一般无症状，部分病人仅觉腹部不适或腹部胀满，少数病人肿瘤发生扭转而产生腹痛。

【MRI 检查方法】

Sag T_2 FRFSE，Ax T_1 FSE，Ax T_2 fs FRFSE，Cor T_2 fs FRFSE，Ax DWI b＝700，必要时 LAVA 增强检查。

【MRI 征象】

盆腔内附件区域囊性肿块，囊壁有或无弧形钙化，囊内含脂肪成分。或盆腔内混杂信号肿块，囊内有钙化和脂肪成分。肿块内的脂肪成分 T_1WI 和 T_2WI 上均高信号，抑脂序列呈低信号，而钙化 T_1WI 和 T_2WI 均呈低信号是畸胎瘤的特点。若囊内结节大于 5cm，形态不规则，肿块边缘模糊，肿瘤与周围器官的脂肪层消失，与膀胱、盆腔肌肉或附近肠管间的分界不清，可诊断为畸胎瘤恶变或恶性畸胎瘤。

【报告范例】

报告书写：盆腔内囊实性肿块，囊性为主，壁结节样实性部分，有少量短 T_1 信号，为脂肪成分。子宫大小及形态可，子宫腔内膜厚度正常，矢状面示子宫三层结构信号正常，宫颈大小形态及信号正常。子宫直肠窝未见异常信号影。盆壁结构正常，盆腔内未见肿大淋巴结。膀胱充盈尚可，壁光滑，信号均匀（图 8-7-2）。

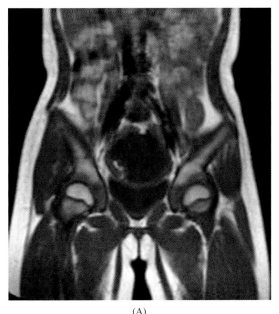
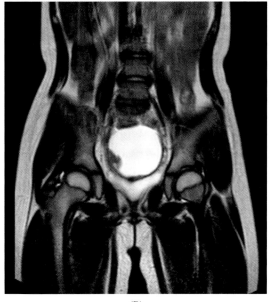

(A)　　　　　　　　　　　　　　　(B)

图 8-7-2　卵巢畸胎瘤

【报告技巧与提示】

囊性畸胎瘤需要和卵巢囊肿或囊腺瘤（癌）鉴别，后两者囊内无钙化和脂肪成分。由于畸胎瘤含有脂肪成分，还需要与脂肪瘤和脂肪肉瘤鉴别，后两者肿块内均可有脂肪成分，但脂肪瘤内信号均匀，增强扫描不强化；脂肪肉瘤表现为不规则的软组织信号肿块，有侵袭性，边界模糊不整，内可无脂肪信号。

三、卵巢癌

【临床线索】

多为浆液性囊腺癌和黏液性囊腺癌，好发于 40～60 岁妇女，早期多无症状，晚期可出现腹胀、腹痛、腹部肿块和腹水。

【MRI 检查方法】

矢状位 T_2WI、轴位 T_1WI、轴位抑脂 T_2WI、冠状位抑脂 T_2WI、DWI。

【MRI 征象】

① 中老年妇女，单侧或双侧附件区或腹盆腔内较大囊性、囊实混合或实性肿块，形态不规则，边界不清楚，可呈分叶状，囊壁厚薄不一，有结节或突起，囊内有粗细不等的间隔，增强扫描乳头状突起及实性部分早期快速不规则强化，呈明显高信号，可考虑为卵巢癌，若有腹水或网膜转移灶，则诊断明确。

② 卵巢癌病人，横结肠与前腹壁间或前腹壁后方相当于大网膜部位出现扁平如饼状的软组织肿块，信号不均或呈蜂窝状，边界不清，可诊断为卵巢癌大网膜转移。卵巢癌病人，肠祥边缘模糊不清，腹腔内如肝脏外缘、子宫直肠窝、右下腹部及系膜根部的下端、左下腹乙状结肠系膜的上缘，盲肠和升结肠外侧的结肠旁沟等处出现不规则软组织结节或肿块，可诊断为卵巢癌腹膜播散。卵巢癌病人，盆腔及下腹部囊实性肿块，有明显的分隔和囊腔，在上腹部肝脏外侧出现有分隔的囊样病变，并在肝脏的边缘形成多个压迹，考虑为腹膜假性黏液瘤，是原发或转移的卵巢黏液癌所产生的黏液囊性病变破裂入腹膜腔后的结果。卵巢癌病人，盆腔肠管周围、肝脾边缘、肝实质内出现多个钙化灶，诊断为卵巢癌钙化性转移，以浆液性囊腺癌多见。

【报告范例】

报告书写： 盆腔较大囊实混合性团块，呈长 T_1 信号，T_2WI 显示不均匀高信号，表面凹凸不平，内见分隔，大小约为 112.6mm×93.0mm×92.7mm。肿物基底部与左侧卵巢相连。增强扫描病灶呈不均匀强化。右侧卵巢形态大小正常，信号均匀。子宫大小及形态可，子宫腔内膜厚度正常，矢状面示子宫三层结构信号正常，宫颈大小形态及信号正常。子宫直肠窝未见异常信号影。盆壁结构正常，盆腔内未见肿大淋巴结。膀胱充盈尚可，壁光滑，信号均匀（图 8-7-3）。

【报告技巧与提示】

需与以下疾病鉴别诊断。

① 卵巢囊腺瘤：囊壁和囊内间隔薄而均匀、规则，肿块边界清楚，增强扫描无明显强化。

② 卵巢 Kruckenberg 瘤：单从形态学上两者无法鉴别，找到原发灶是主要鉴别点。发生于两侧卵巢的恶性病变要考虑卵巢 Kruckenberg 瘤的可能，卵巢 Kruckenberg 瘤是由胃肠道恶性肿瘤转移到卵巢的癌肿，需要进行胃肠道检查。

③ 卵巢转移瘤：双侧对称圆形或椭圆形，轮廓清晰光整，与周围组织无粘连，结合临床，有生殖器官、乳腺、消化道肿瘤等病史。

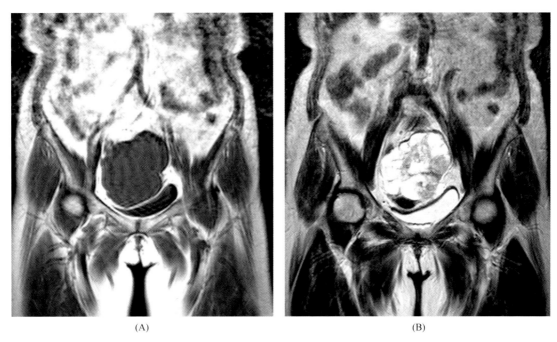

(A)   (B)

图 8-7-3 　左侧卵巢囊腺癌

第九章

乳腺疾病的
MRI 诊断报告书写技巧

■■■ 第一节　乳腺读片基础 ■■■

见图 9-1-1、图 9-1-2。

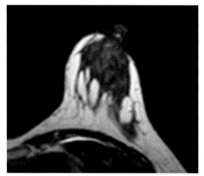 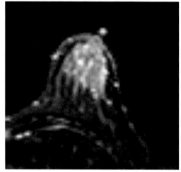 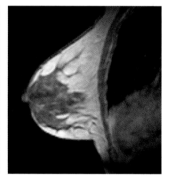

(A) 轴位T₂WI　　　　　　　　(B) 轴位抑脂T₂WI　　　　　　　(C) 矢状位T₁WI

图 9-1-1　正常乳腺 MRI 影像解剖（平扫）

　　T₂WI 腺体表现为中等低信号影，信号稍不均匀，腺体周围及后方可见高信号影，分别为皮下和乳后脂肪组织；抑脂 T₂WI 皮下脂肪和乳后脂肪组织呈低信号，腺体表现为相对高信号，显示更为清楚；T₁WI 腺体呈中等低信号，周围可见高信号脂肪组织。

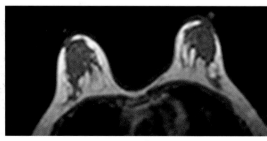 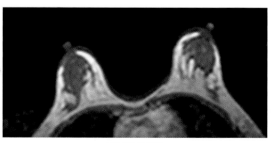

(A) 平扫　　　　　　　　　　　　　　　　(B) 增强扫描

图 9-1-2　正常乳腺 MRI 影像解剖（平扫及增强扫描）

对比两者，可见乳腺腺体呈轻度强化，强化程度较均匀。

正常报告书写要点及示范

报告书写要点 CT 检查，乳腺腺体组织在 CT 上表现为片状软组织密度影，乳腺脂肪组织清晰可见。增强检查腺体显示轻度均匀强化。

MRI 检查，乳腺脂肪组织分为皮下脂肪及乳腺后脂肪间隙，在各角度成像上，两者均相互连续包绕乳腺腺体组织，在 T_1WI 成高信号，T_2WI 信号略减低，表现为中等高信号，皮下脂肪与皮肤分界不清；在脂肪抑制序列上，上述脂肪组织呈均匀低信号，此时，皮肤显示清楚，表现为线状稍高密度影，乳晕周围皮肤较厚，其余部分相对较薄；在浅层脂肪与深部脂肪之间可见到乳腺腺体，呈尖端指向乳头的楔形，在脂肪抑制序列上显示更为清楚。不同类型的乳腺 MRI 表现不同：致密型乳腺腺体致密，T_1WI 及 T_2WI 均表现为均匀一致中等或低信号，缺乏层次对比；脂肪型乳腺大部分腺体为脂肪组织所替代，表现为脂肪信号，T_1WI 和 T_2WI 为高和稍高信号；混合型乳腺的表现介于两者之间，腺体信号混杂，在高信号的脂肪组织间混杂有低信号的腺体成分。增强后，正常腺体强化均匀，呈轻度强化。在皮下脂肪组织内可见到 Cooper 韧带，呈线状或网状低信号。

■■■ 第二节 乳 腺 增 生 ■■■

【临床线索】

发病年龄在 30～40 岁，可单侧或双侧。临床表现多为乳房胀痛和乳腺内多发性肿块，症状常与月经周期有关。

【MRI 检查方法】

轴位抑脂、轴位 T_1WI、DWI、右侧矢状位抑脂 T_2WI、左侧矢状位抑脂 T_2WI、轴位增强、矢状位增强。

【MRI 征象】

① 以腺小叶增生为主时，T_1WI 信号与正常腺体相似，而 T_2WI 表现为乳腺内片状或团块状高信号影，呈局限性或弥漫性分布，边缘模糊不清，内部信号欠均匀，增强后中等强度弥漫性结节状强化，呈缓慢渐进性强化，增生程度越重，强化越快、越明显。

② 以乳导管增生为主时，尤其是小乳管高度扩张形成囊肿时，表现为多发大小不等类圆形病变，内部信号均匀，呈长 T_1、长 T_2 信号，界限清楚，部分囊肿因内含蛋白质成分而 T_1WI 信号增高；增强后囊肿不强化，有些囊肿可见囊壁强化。

【报告范例 1】

报告书写：左乳头内上方强化小结节影，均匀强化，边界清晰，时间信号强度曲线为平台型。左乳头外上方及左乳内上象限另见强化小结节，均匀强化，时间信号曲线为上升型。右乳多发大小不一强化小结节影。双侧乳腺乳头、乳晕及皮肤未见异常，腋下未见肿大淋巴结（图 9-2-1）。

【报告范例 2】

报告书写：左乳头后方不规则团片影伴邻近结构纠集，周边可呈毛刺，范围约 23.4mm×18.1mm×21.5mm（左右×前后×上下），增强后明显强化，时间-信号强度曲线呈平台型，

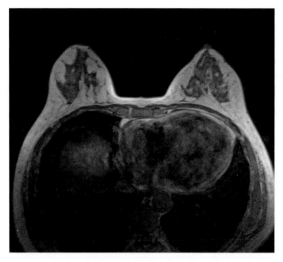

(A) T₁WI

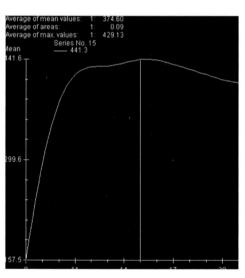

(B) T₂WI抑脂序列

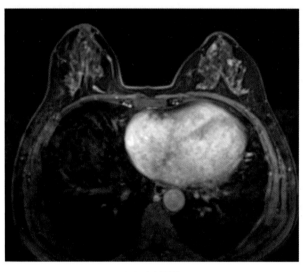

(C) 动态增强

(D) 动态增强曲线

图 9-2-1　乳腺增生

DWI 呈弥散受限高信号。左乳头凹陷，左侧乳晕增厚，左乳血管影增多，左乳外上象限另见多枚强化小斑点影。左腋下可见肿大淋巴结影。右乳外上象限可见条片样强化，时间信号强度曲线为上升型，下象限可见多个强化小结节，时间信号强度曲线为平台型。右乳头、乳晕及皮肤未见异常。右腋下未见肿大淋巴结影（图 9-2-2）。

【报告技巧与提示】

　　局限性乳腺增生，常表现为局部腺体密度增高，边缘模糊不清，有时可伴有局部腺体结构紊乱，此时需与乳腺癌相鉴别。两者除临床症状有区别外，MRI 增强扫描有助于两者鉴别，乳腺增生时病变常呈现缓慢渐进性强化，即在增强晚期，病变强化程度依然有递增趋势，而乳腺癌常表现为病变的快速强化，继而迅速廓清。

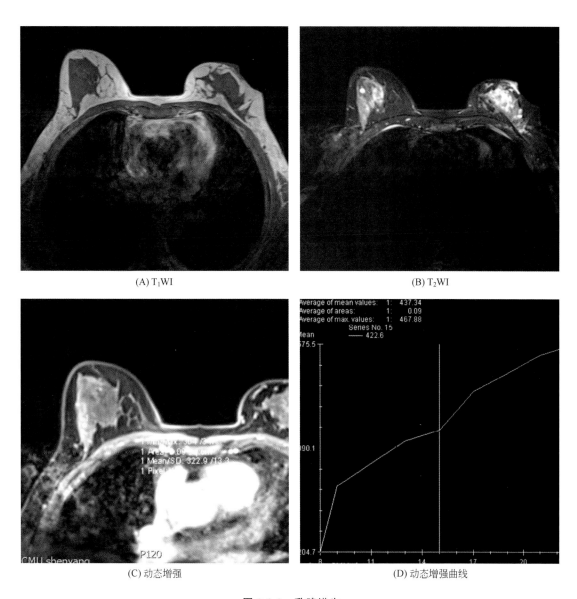

(A) T₁WI

(B) T₂WI

(C) 动态增强

(D) 动态增强曲线

图 9-2-2 乳腺增生

第三节 乳腺纤维腺瘤

【临床线索】

　　乳腺纤维腺瘤是乳腺内常见的良性肿瘤，多发生在 40 岁以下女性，无自觉症状，多偶然触及发现，质地较韧，活动度良好，与皮肤无粘连，常无触痛，可单发或多发。

【MRI 检查方法】

　　轴位抑脂、轴位 T₁WI、DWI、右侧矢状位抑脂 T₂WI、左侧矢状位抑脂 T₂WI、轴位。

【MRI 征象】

① 平扫时，腺体内可见圆形或椭圆形肿块影，单发或多发，可呈分叶状，边缘光滑，界限清楚或略模糊，可有完整包膜，T_1WI 呈等或低信号，而 T_2WI 信号强度与病变内部成分相关：若肿瘤内纤维成分较多，则表现为低信号；若细胞成分较多，则表现为高信号，但无论是何种成分，病变的信号强度均较均一。病变内的钙化均表现为低信号。

② 在致密型乳腺内，纤维腺瘤常与腺体实质信号相近，常应用增强扫描，此时纤维腺瘤表现为缓慢均匀强化，强化从病变中心开始，并逐渐向周围蔓延。

【报告范例】

报告书写：双侧乳腺内可见多发大小不等结节影，右乳多见，左乳斜位上象限病变边缘光滑锐利，界限清楚，T_1WI 为等信号，T_2 信号稍高于乳腺腺体，于抑脂序列呈高信号；增强扫描后，病灶于增强早期、中期及延迟期，均呈均匀一致强化，且强化程度随时间递增。双侧乳头、乳晕及皮肤未见异常。双侧腋下未见肿大淋巴结（图 9-3-1）。

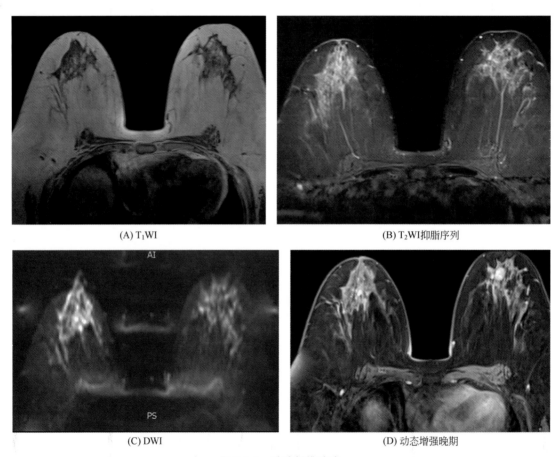

(A) T_1WI

(B) T_2WI 抑脂序列

(C) DWI

(D) 动态增强晚期

图 9-3-1 乳腺纤维腺瘤

【报告技巧与提示】

乳腺纤维腺瘤常需与乳腺癌相鉴别。乳腺纤维腺瘤常发生于年轻女性，边缘光滑、锐利，查体可触及肿块，活动性良好；而乳腺癌多发生于中老年女性，常呈浸润性向周围组织侵犯，表现为高密度肿块，边缘毛糙，可见毛刺影或呈蟹足样向周围组织延伸，查体可扪及肿块，质硬，活动度差，有时可见皮肤凹陷及乳头牵拉等改变。MRI 增强扫描，乳腺纤维腺瘤表现为缓慢渐近性的均匀强化或由中心向外围的离心性强化，强化均匀、缓慢，而乳腺癌则表现为快速明显强化及迅速廓清，强化由边缘向中心进行渗透，呈向心性强化，可不均匀，DWI 上大多数乳腺癌 ADC 值较低。

第四节　乳　腺　癌

【临床线索】

乳腺癌多见于中老年女性，临床上表现为乳房肿块、疼痛、乳头回缩或溢出血性液体，触诊时乳腺内可扪及肿块，活动度差，质地坚硬，腋窝及锁骨上可触及肿大淋巴结。

【MRI 检查方法】

轴位抑脂、轴位 T_1WI、DWI、右侧矢状位抑脂 T_2WI、左侧矢状位抑脂 T_2WI、轴位增强、矢状位增强。

【MRI 征象】

① 乳腺癌常表现为腺体内不规则肿块影，分叶状，边缘模糊不清、毛糙，呈蟹足样生长，与周围腺体界限不清，T_1WI 为低信号，T_2WI 信号增高，有时因病变内成胶原纤维成分增多而表现为低信号，病变在脂肪抑制序列上显示更佳。较大病变内可见液化坏死，呈长 T_1、长 T_2 信号，肿瘤内出血表现为 T_1WI 高信号。

② 增强扫描可见乳腺癌呈明显快速强化及迅速廓清，强化从病变周边开始，向病变中心蔓延，强化可均匀或不均匀，病变内液化坏死或出血部分则始终无强化。有时病变较小时，仅因增强时出现异常强化灶而得以发现。

③ 侵犯皮肤及皮下脂肪时，可出现皮肤增厚、凹陷，乳头也可见牵拉凹陷，皮肤及乳头均向病变方向牵拉。累及胸大肌时，可见病变与胸大肌界限不清，乳腺后脂肪间隙消失。

④ 腋窝淋巴结肿大是乳腺癌淋巴结转移所致，表现为腋窝脂肪组织内可见结节影，边缘毛糙，可见毛刺，肿大淋巴结可以相互融合，形成肿块，增强后可见环形强化。

【报告范例】

报告书写：双侧乳腺呈多量腺体型。左乳肿胀，腺体信号 T_2 增高，左乳外上象腺可见可见不规则团块影，边界欠清晰，范围约 3.6cm×1.9cm，T_1WI 呈低信号，T_2WI 呈不均匀高信号，增强扫描可见明显强化，时间-信号曲线呈流出型，DWI 扫描呈明显弥散受限高信号，ADC 值 0.001677，病变周围可见多个大小不等强化结节影，大者直径约 1.2cm，时间-信号曲线呈流出型，DWI 扫描呈明显弥散受限高信号，ADC 值 0.001683，左侧胸壁受累。左腋下可见增大淋巴结影，约 1.4cm×1.2cm。左乳皮肤增厚。左侧乳头、乳晕未见异常。右侧乳腺未见确切肿块，钙化及增粗血管，乳头、乳晕及皮肤未见异常，腋下未见肿大淋巴结（图 9-4-1）。

【报告技巧与提示】

乳腺癌在 MRI 中表现为腺体内的不规则肿块影，边缘毛糙，弥散序列病变呈高信号，ADC 图信号减低，ADC 值比较有特异性，一般 ADC 值<1.2，部分<1.0，增强扫描动态强度曲线多数呈"流出型"。强化方式多由边缘强化向中心渗透，呈向心样强化。需与纤维腺瘤鉴别。

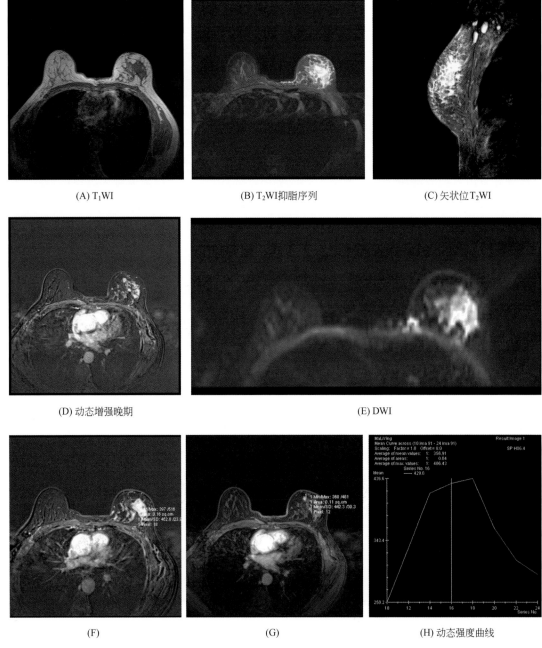

(A) T₁WI

(B) T₂WI抑脂序列

(C) 矢状位T₂WI

(D) 动态增强晚期

(E) DWI

(F)

(G)

(H) 动态强度曲线

图 9-4-1　乳腺癌

第十章

骨与关节
MRI 诊断报告书写技巧

■■■ 第一节　骨与关节读片基础 ■■■

一、MRI 的应用价值与限度

　　MRI 具有多方位、多序列、高软组织分辨率等优势，因而能显示普通 X 线和 CT 不能显示或显示不佳的组织和结构，如软骨、韧带、肌腱、脊髓等损伤，是目前评价骨关节与软组织损伤最佳的影像学检查方法。由于骨与关节具有良好的天然对比，MRI 可以获得正常及病变部位较好的解剖细节和组织特性，能够显示病变部位病理改变的信号特点，从而推断病变的性质及累及范围。此外通过磁共振灌注成像、弥散加权成像、磁共振波谱成像、动态增强成像等可以提供更多病变定性、定量、血供等信息。MRI 在显示细微骨结构方面不如 CT 清晰和明确，对组织中的钙化和骨化辨识能力不强，空间分辨率不及普通 X 线，病变信号缺乏特异性，因此，在骨与关节疾病诊断中仍然需要与 CT、普通 X 线互补。此外，MRI 扫描时间较长，检查禁忌证较多，费用较昂贵，应用范围尚不如 CT、普通 X 线广泛。

二、影像解剖基础

　　见图 10-1-1～图 10-1-4。

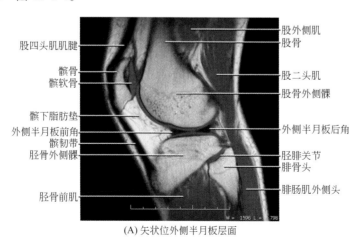

(A) 矢状位外侧半月板层面

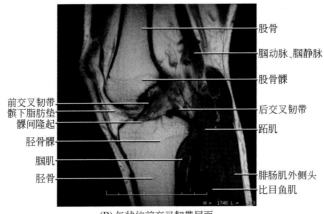

(B) 矢状位前交叉韧带层面

股骨
腘动脉、腘静脉
股骨髁
前交叉韧带
髌下脂肪垫
髁间隆起
胫骨髁
腘肌
胫骨
后交叉韧带
跖肌
腓肠肌外侧头
比目鱼肌

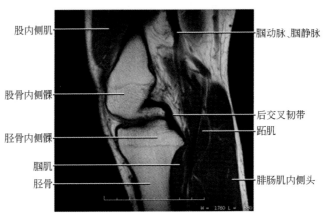

(C) 矢状位后交叉韧带层面

股内侧肌
腘动脉、腘静脉
股骨内侧髁
胫骨内侧髁
腘肌
胫骨
后交叉韧带
跖肌
腓肠肌内侧头

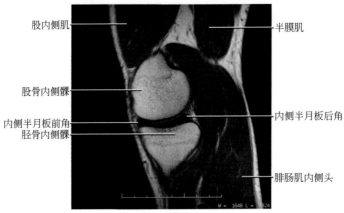

(D) 矢状位内侧半月板层面

股内侧肌
半膜肌
股骨内侧髁
内侧半月板前角
胫骨内侧髁
内侧半月板后角
腓肠肌内侧头

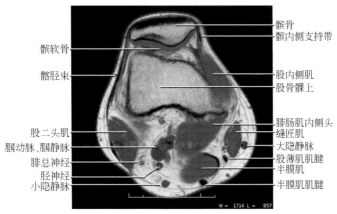

髌软骨
髂胫束
股二头肌
腘动脉、腘静脉
腓总神经
胫神经
小隐静脉

髌骨
髌内侧支持带
股内侧肌
股骨髁上
腓肠肌内侧头
缝匠肌
大隐静脉
股薄肌肌腱
半膜肌
半膜肌肌腱

(E) 轴位股骨髁上层面

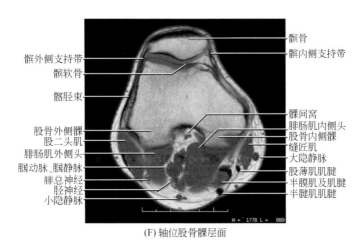

髌外侧支持带
髌软骨
髂胫束
股骨外侧髁
股二头肌
腓肠肌外侧头
腘动脉、腘静脉
腓总神经
胫神经
小隐静脉

髌骨
髌内侧支持带
髁间窝
腓肠肌内侧头
股骨内侧髁
缝匠肌
大隐静脉
股薄肌肌腱
半膜肌及肌腱
半腱肌肌腱

(F) 轴位股骨髁层面

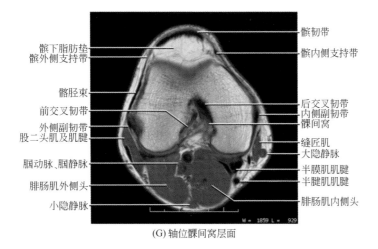

髌下脂肪垫
髌外侧支持带
髂胫束
前交叉韧带
外侧副韧带
股二头肌及肌腱
腘动脉、腘静脉
腓肠肌外侧头
小隐静脉

髌韧带
髌内侧支持带
后交叉韧带
内侧副韧带
髁间窝
缝匠肌
大隐静脉
半膜肌肌腱
半腱肌肌腱
腓肠肌内侧头

(G) 轴位髁间窝层面

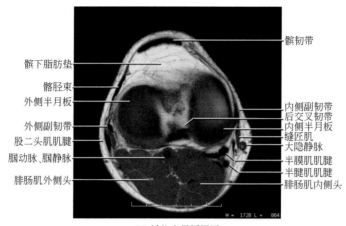

髌韧带
髌下脂肪垫
髂胫束
外侧半月板
外侧副韧带
股二头肌肌腱
腘动脉、腘静脉
腓肠肌外侧头
内侧副韧带
后交叉韧带
内侧半月板
缝匠肌
大隐静脉
半膜肌肌腱
半腱肌肌腱
腓肠肌内侧头

(H) 轴位半月板层面

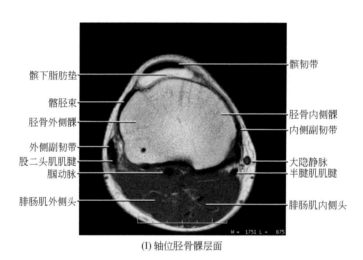

髌韧带
髌下脂肪垫
髂胫束
胫骨外侧髁
外侧副韧带
股二头肌肌腱
腘动脉
腓肠肌外侧头
胫骨内侧髁
内侧副韧带
大隐静脉
半腱肌肌腱
腓肠肌内侧头

(I) 轴位胫骨髁层面

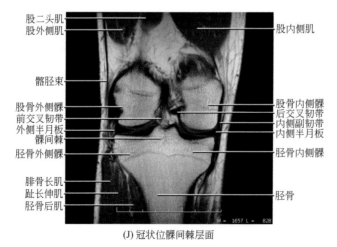

股二头肌
股外侧肌
髂胫束
股骨外侧髁
前交叉韧带
外侧半月板
髁间棘
胫骨外侧髁
腓骨长肌
趾长伸肌
胫骨后肌
股内侧肌
股骨内侧髁
后交叉韧带
内侧副韧带
内侧半月板
胫骨内侧髁
胫骨

(J) 冠状位髁间棘层面

图 10-1-1 膝关节 MRI 影像解剖

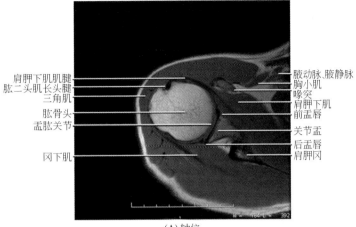

肩胛下肌肌腱
肱二头肌长头腱
三角肌
肱骨头
盂肱关节
冈下肌

腋动脉、腋静脉
胸小肌
喙突
肩胛下肌
前盂唇
关节盂
后盂唇
肩胛冈

(A) 轴位

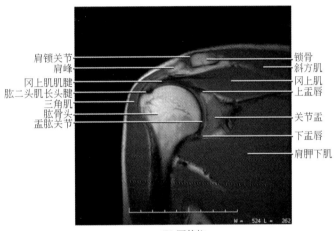

肩锁关节
肩峰
冈上肌肌腱
肱二头肌长头腱
三角肌
肱骨头
盂肱关节

锁骨
斜方肌
冈上肌
上盂唇
关节盂
下盂唇
肩胛下肌

(B) 冠状位

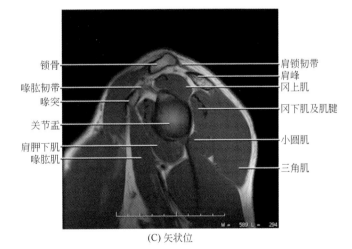

锁骨
喙肱韧带
喙突
关节盂
肩胛下肌
喙肱肌

肩锁韧带
肩峰
冈上肌
冈下肌及肌腱
小圆肌
三角肌

(C) 矢状位

图 10-1-2 肩关节 MRI 影像解剖

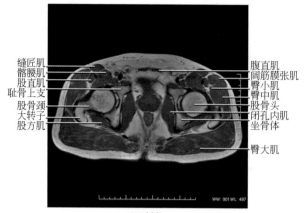

缝匠肌
髂腰肌
股直肌
耻骨上支
股骨颈
大转子
股方肌

腹直肌
阔筋膜张肌
臀小肌
臀中肌
股骨头
闭孔内肌
坐骨体
臀大肌

(A) 轴位

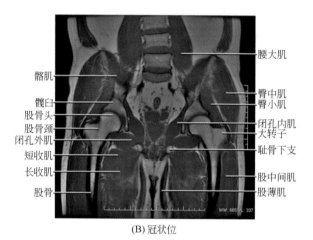

髂肌
髋臼
股骨头
股骨颈
闭孔外肌
短收肌
长收肌
股骨

腰大肌
臀中肌
臀小肌
闭孔内肌
大转子
耻骨下支
股中间肌
股薄肌

(B) 冠状位

图 10-1-3　髋关节 MRI 影像解剖

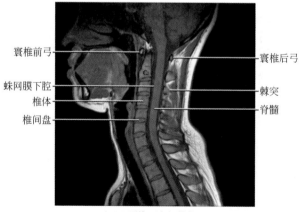

寰椎前弓
蛛网膜下腔
椎体
椎间盘

寰椎后弓
棘突
脊髓

(A) 颈椎正中矢状位

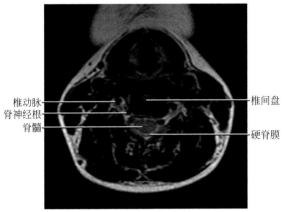

(B) 颈4～5椎间盘轴位

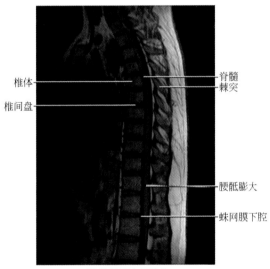

(C) 胸椎正中矢状位

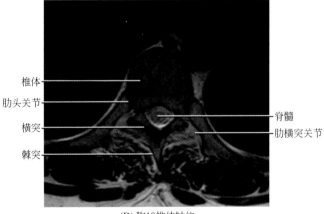

(D) 胸10椎体轴位

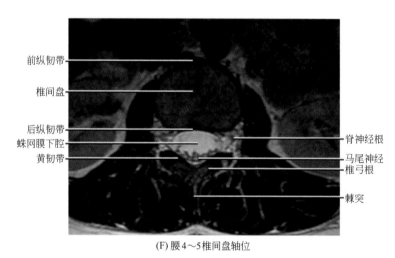

(E) 腰椎正中矢状位

(F) 腰4~5椎间盘轴位

图 10-1-4　脊柱 MRI 影像解剖

三、正常报告书写要点及示范

（1）报告书写要点　在 MRI 的 T_1WI 和 T_2WI 上，正常的骨皮质、肌腱、韧带、纤维软骨均表现为低信号，透明软骨和肌肉组织表现为中等信号，骨髓腔及脂肪组织表现为高信号，抑脂序列中脂肪呈低信号，而半月板撕裂、积液等呈显著高信号。以膝关节为例，MRI 可清晰显示半月板、关节软骨、前后交叉韧带、内外侧副韧带及周围软组织。

（2）报告示范　右膝关节内外侧半月板形态显示良好，内部信号均匀。前后交叉韧带及内外侧副韧带走行连续，呈均匀低信号。髌上囊及关节腔内未见异常信号影。骨皮质光滑、连续，骨髓腔信号正常，关节软骨光滑，关节间隙正常。周围软组织未见异常信号。

第二节 骨 折

一、隐匿骨折

【临床线索】

多有明确的外伤史，因暴力作用造成骨小梁的连续性中断，合并骨髓出血或水肿。临床表现为局部疼痛、叩痛、软组织肿胀，承重受限。

【检查方法】

三轴面 T_1WI、T_2WI 及至少一个层面的抑脂序列。

【MR 征象】

① 骨折线在 T_1WI、T_2WI 均呈线条状、不规则状低信号带，T_1WI 显示清楚，T_2WI 因高信号水肿的影响显示模糊。

② 骨髓水肿出现在骨折线周围，呈模糊片状长 T_1、长 T_2 信号影，抑脂序列呈高信号。

③ T_1WI 不规则低信号区内出现模糊斑点状及斑片状高信号影，提示骨髓出血。

【报告范例】

报告书写：右股骨远端外侧髁关节面下可见线状 T_1WI 低信号影，T_2WI 呈稍高信号，周围可见不规则斑片状边界模糊的长 T_1、长 T_2 信号区，累及关节面，STIR 序列呈高信号。右膝髌上囊及关节腔内可见大量的长 T_1、长 T_2 信号影，关节周围软组织肿胀。前后交叉韧带走形清晰，信号无异常，内外侧副韧带无肿胀，信号正常；髌韧带形态、信号无异常；内外侧半月板形态、信号无异常；余骨皮质及关节软骨形态、信号未见异常（图 10-2-1）。

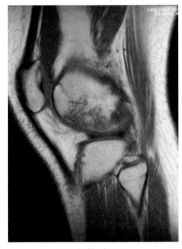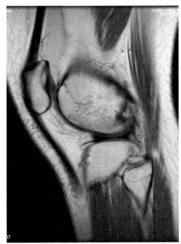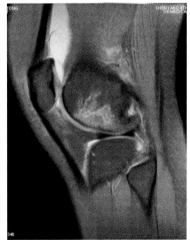

(A) 矢状面T_1WI	(B) 矢状面T_2WI	(C) 矢状面STIR

图 10-2-1 右膝关节骨折

【报告技巧与提示】

① 注意寻找隐性骨折线和骨髓水肿两种病理改变的不同信号，以和其他疾病鉴别。

② 明确骨折线是否累及关节面及关节软骨。

③ 骨髓出血信号不均，且随时间改变而变化。

④ 注意相邻韧带、半月板等软组织损伤情况。

二、脊柱压缩骨折

【临床线索】

患者多有自高空跌下，足或臀部落地，或由重物自上方垂直冲击头颈部的外伤史，由于纵向的暴力冲击，使脊柱过度前屈，应力的椎体发生压缩。多见于活动范围较大的椎体，如颈 5、6，胸 11、12 及腰 1、2 等。患者局部出现疼痛、肿胀，活动功能障碍，严重者会有神经根及脊髓受压表现。

【检查方法】

脊柱 T_1WI、T_2WI 序列及矢状位的抑脂序列。

【MRI 征象】

① 椎体形态变扁呈楔形，矢状位显示椎体上下缘骨皮质低信号带失去连续性，凹凸不平或部分嵌入椎体，骨折线于 T_1WI 及 T_2WI 上均表现为不规则线状低信号影。

② 椎体骨挫伤表现为椎体内呈片状长 T_1、长 T_2 信号影。

③ 错位的椎体或突入椎管的游离骨折片可压迫和损伤脊髓，严重时脊髓内可见水肿、出血甚至脊髓横断。

【报告范例】

报告书写：腰椎曲度及序列正常，腰 1、2、4 椎体楔形变，椎体前缘骨皮质不连续，局部错位，椎体内可见线状长 T_1、短 T_2 信号影。扫描范围所示胸椎、腰椎椎体信号不均匀，抑脂序列椎体呈弥漫性高信号。椎管未见明显狭窄，马尾神经走形、分布未见明显异常改变，脊髓远端未见形态、信号异常（图 10-2-2）。

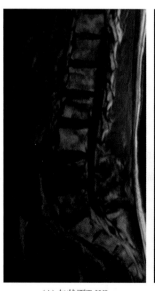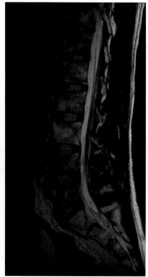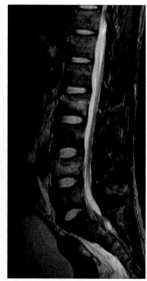

(A) 矢状面T_1WI　　　　(B) 矢状面T_2WI　　　　(C) 矢状面T_2WI抑脂序列

图 10-2-2　腰椎压缩骨折

【报告技巧与提示】

① 注意描述脊柱骨折累及范围，即前、中、后三柱，以评估稳定性。

② 外伤性压缩骨折应注意与脊柱退行性变、结核或转移瘤等病变所致椎体楔形变相鉴

别，前者多有明确外伤史和典型骨髓水肿信号改变，后者常有骨质疏松、椎间隙消失、椎旁脓肿及原发病灶等表现。

③ 应注意观察脊髓、椎间盘、韧带等软组织是否受损。

④ 骨折急性期局部有出血、水肿，MRI 可根据骨髓信号改变区分陈旧与新鲜骨折。

⑤ MRI 对附件骨折的显示有一定限度，应结合 CT 检查。

第三节　椎间盘突出

【临床线索】

椎间盘突出的内因是椎间盘退行性变，外因为急性或慢性损伤造成椎间盘内压增高，纤维环破裂及髓核突出。男性多见，发病有年轻化趋势，以下段腰椎及颈椎常见。患者常有脊柱运动受限，局部疼痛并产生神经根受压症状，向四肢放射性疼痛。

【检查方法】

脊柱矢状位 T_1WI、T_2WI 及椎间盘轴位 T_2WI。

【MRI 征象】

① 脊柱曲度改变，僵硬、变直及侧弯，椎体及椎小关节退行性变，椎体上下缘可见 Schmorl 结节形成。

② 椎间盘变性：因含水量减少，矢状位上变性的椎间盘变扁，T_2WI 上椎间盘内高信号消失。

③ 椎间盘膨出：矢状位上椎间盘向后方膨隆，轴位上膨出的椎间盘均匀地超出椎体边缘，硬膜囊轻度受压，椎管未见明显狭窄。

④ 椎间盘突出：矢状位上突出的髓核呈半球形、舌状向后或侧后方伸出，椎间盘信号降低，硬膜囊前缘明显受压、凹陷，横断面上变性的椎间盘呈三角形或半圆形突出于椎体后缘或侧后缘，硬膜囊及神经根鞘明显受压，椎管狭窄，黄韧带增厚，脊髓受压。

⑤ 受压的脊髓在 T_2WI 上局部显示高信号提示为脊髓水肿，如同时 T_1WI 上显示局部低信号提示为脊髓变性坏死。

【报告范例 1】

报告书写：颈椎曲度略僵直，序列完整，椎体形态未见异常，部分椎体内信号不均，可见脂肪信号沉积。向后方隆起，以颈 5~6 椎间盘显著，横断面可见半圆形低信号影向后突出于椎体后缘，硬膜囊及脊髓明显受压，椎管变窄。黄韧带未见明显肥厚，脊髓内未见异常信号（图 10-3-1）。

【报告范例 2】

报告书写：腰椎序列整齐，曲度变直，各椎体边缘可见多发骨质增生改变，椎体内信号不均，多椎体上下缘可见 Schmorl 结节形成及终板变性，各椎间盘 T_2WI 信号减低。间盘向后方隆起，硬膜囊及脊髓明显受压，椎管狭窄，黄韧带增厚（图 10-3-2）。

【报告技巧与提示】

① 注重椎体曲度及序列的改变，有无椎体不稳及滑脱，有无椎体楔形变、退变及 Schmorl 结节形成。

② 描述椎间盘突出的方向及程度，硬膜囊、神经根及脊髓受压改变。

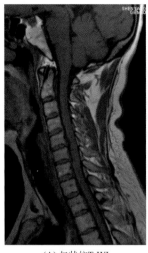
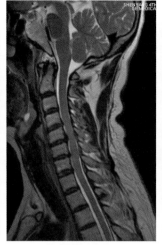
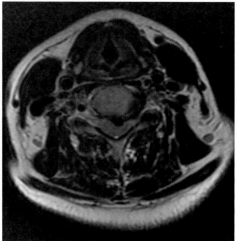

(A) 矢状位T₁WI　　　　　　　(B) 矢状位T₂WI　　　　　　(C) 颈5～6椎间盘轴位T₂WI

图 10-3-1　颈椎间盘突出（一）

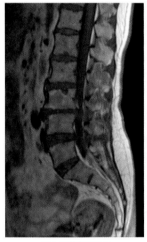
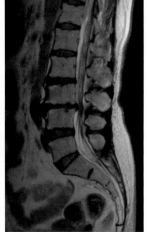
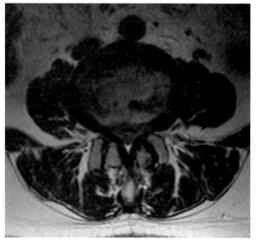

(A) 矢状位T₁WI　　　　　　　(B) 矢状位T₂WI　　　　　　(C) 腰3～4椎间盘轴位T₂WI

图 10-3-2　腰椎间盘突出（二）

③ 若与椎管内较小的占位性病变不易鉴别时，应进一步行 MRI 增强扫描。

■■■ 第四节　股骨头缺血坏死 ■■■

【临床线索】

　　成人股骨头缺血坏死多见于 30～60 岁男性，病因分为创伤性和非创伤性两类，创伤性多为股骨颈骨折引起股骨头血供中断所致，非创伤性多有酗酒和皮质激素治疗病史。临床症状为髋部疼痛、压痛或腹股沟区疼痛，双侧多见，疼痛为间歇性并进行性加重，临床体征为髋关节内旋、外旋受限，4 字征阳性，严重者可发生肢体短缩、跛行及肌肉萎缩。

【检查方法】

　　轴位 T₁WI、T₂WI 和冠状位 T₁WI、STIR 或 T₂ 抑脂序列。

【MRI 征象】

① 早期病变一般局限于股骨头的前上部，表现为特异性的"线样征"，是坏死组织与正常组织界面的反映，T_1WI 及 T_2WI 均呈线状或条带状低信号。

② 部分 T_2WI 在低信号线内侧靠近坏死区出现并行的高信号带，为病灶修复过程中的增生肉芽组织，即"双线征"，是早期股骨头缺血坏死的特征 MRI 表现。

③ 中晚期坏死区可表现为高低不等的混杂信号，为液性、修复的肉芽组织或气体等改变，坏死区周围可见骨髓水肿，表现为斑片状长 T_1、长 T_2 信号影。

④ 晚期病变可累及整个股骨头，出现股骨头变扁、塌陷，关节软骨破坏，关节面毛糙，关节间隙狭窄，关节积液等改变。

【报告范例】

报告书写： 右股骨头形态正常，轮廓光滑，左股骨头形态欠规整，局部略凹陷，T_1WI 和 T_2WI 双股骨头内可见线状及条带状低信号影，边界模糊，周围可见斑片状低信号影，轴位 T_2WI 线状低信号外侧可见条状高信号带，即"双线征"。抑脂序列双股骨头及左股骨近端可见模糊斑片状高信号影。双侧髋关节面光滑，关节周围软组织未见异常（图 10-4-1）。

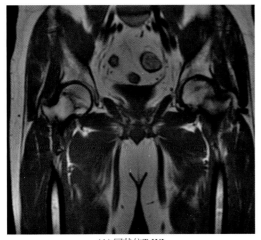

(A) 冠状位T_1WI

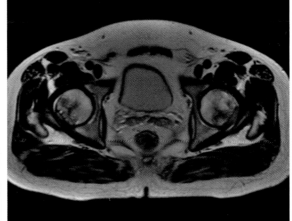

(B) 轴位T_2WI

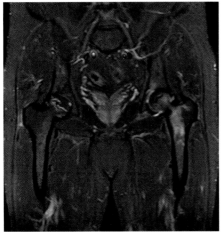

(C) STIR

图 10-4-1　骨股头坏死

【报告技巧与提示】

① 报告应注意坏死区及坏死区与正常骨的交界面，应在不同扫描层面寻找，一旦发现，即可明确诊断。

② MRI的重要性在于早期诊断与准确分期，因此报告中应重点描述影响分期的特异性影像征象，如线样征、双线征、软骨下骨折等。

③ MRI对晚期股骨头缺血坏死意义不大，但对坏死区范围的评估，关节软骨的破坏、骨髓水肿、关节积液等的描述会对临床有一定帮助。

■■■ 第五节　骨　髓　炎 ■■■

一、急性化脓性骨髓炎

【临床线索】

儿童和青少年好发，多为血源性或直接感染化脓性细菌引起，常见致病菌是金黄色葡萄球菌，发病部位常见于四肢长骨，从干骺端开始向骨干方向发展。临床表现发病急、进展快、高热、寒战和明显中毒症状，患肢局部可出现红、肿、热、痛等。实验室检查血白细胞总数明显升高。

【检查方法】

患肢的不同层面的 T_1WI、T_2WI 及抑脂序列。

【MRI征象】

① 早期（2周内），广泛的骨髓水肿和软组织肿胀，T_1WI 呈斑片状等或低信号区，与正常骨髓之间边界模糊，T_2WI 上病变呈斑片状高信号区，抑脂序列高信号改变更明显。

② 进展期（2周后），MRI显示骨髓炎症区在 T_1WI 呈低信号，T_2WI 呈不均匀高信号。

③ 炎症进一步发展，MRI显示骨皮质多发的虫噬状骨质破坏，T_1WI 呈低信号，T_2WI 呈高信号，骨膜反应在 T_1WI 和 T_2WI 上均为连续的环状稍高信号。

④ 骨周软组织弥漫肿胀，肌间隙和皮下脂肪模糊不清，骨膜下、软组织、肌间隙内可见不同程度脓肿，表现为片状或块状长 T_1、长 T_2 信号影。

【报告范例】

报告书写：左胫骨上段骨骺及干骺端可见散在模糊斑片状长 T_1、长 T_2 信号影，PDWI 呈明显高信号，周围软组织肿胀，可见条片状长 T_2 信号影，边界模糊（图 10-5-1）。

【报告技巧与提示】

① 注意描述炎症累及范围，髓腔内及骨周软组织侵及程度，抑脂序列显示较佳。

② 描述是否有骨质破坏、死骨形成及骨膜反应。

③ 若与恶性肿瘤病变不易鉴别时可进一步行增强扫描，增强后炎性病灶强化明显，坏死液化不强化，脓肿壁呈环形强化。

二、慢性化脓性骨髓炎

【临床线索】

急性化脓性骨髓炎若治疗不彻底，引流不畅，在骨内遗留感染病灶、死骨或脓肿时，即

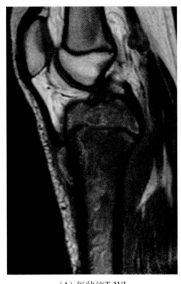 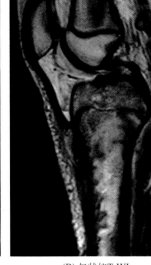 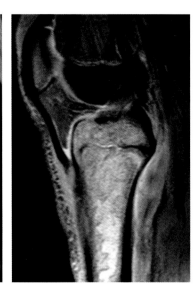

(A) 矢状位T₁WI   (B) 矢状位T₂WI   (C) 矢状位PDWI

图 10-5-1 急性骨髓炎

转化为慢性化脓性骨髓炎。若病灶不活动，则症状较轻，但一旦免疫力减低，则可引起急性发作。患肢失去正常形态，增粗及变形，可有窦道形成及脓液和死骨，皮肤出现瘢痕及溃疡，病变长期迁延不愈。

【检查方法】

患肢不同层面的 T_1WI、T_2WI 及抑脂序列。

【MR 征象】

① 炎性病灶、增生的肉芽组织和脓液在 T_1WI 上均呈低信号，在 T_2WI 上呈明显高信号，抑脂序列显示较好。

② 骨皮质不均匀增厚、骨膜增生，在 T_1WI 和 T_2WI 图像上均为低信号。

③ 瘘管内因含脓液在 T_1WI 上呈中等低信号，而在 T_2WI 上呈高信号，依层面方向不同可表现为点状或不规则粗细不均的索条影从骨髓腔经过软组织向皮肤延伸，边界清楚。若窦道内有死骨存在，在 T_2WI 上表现为窦道内不规则低信号影。

【报告范例】

报告书写：右股骨干中段局部骨皮质不规则增厚，髓腔内见模糊长 T_1、稍长 T_2 信号影，信号混杂不均，边界不清，抑脂序列病变显示清晰，呈明显高信号。病变邻近周围肌肉及脂肪间隙内可见条片状长 T_2 信号，边界模糊（图 10-5-2）。

【报告技巧与提示】

① 注意描述炎症侵及范围。

② 是否有死骨、窦道形成及窦口的开口及大小。

③ 对于死骨的显示 MRI 不及 CT，必要时可结合 CT 检查。

④ 增强扫描对于鉴别病变累及范围及骨缺血坏死有很大帮助，可鉴别急性和慢性化脓性骨髓炎。

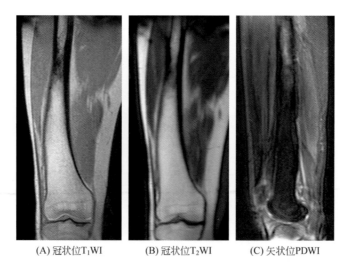

(A) 冠状位T₁WI   (B) 冠状位T₂WI   (C) 矢状位PDWI

图 10-5-2   右股骨慢性骨髓炎

▣▣▣ 第六节   骨关节结核 ▣▣▣

一、长管状骨结核

【临床线索】

长管状骨结核一般为继发性结核，多来源于肺结核，结核杆菌随血流到达血供丰富的长骨干骺端松质骨和骨髓引起的结核性炎症。好发于儿童和青少年，临床进展缓慢，全身症状有乏力、低热，早期患肢出现疼痛、肿胀和功能障碍；晚期冷脓肿形成时可穿破皮肤形成窦道。长期不愈，可导致骨关节畸形和功能障碍。

【检查方法】

患肢的不同层面的 T_1WI、T_2WI 及抑脂序列。

【MRI 征象】

① 发于骨骺、干骺端，且常横跨骺线，以骨质破坏为主，病变呈斑片状或圆形、卵圆形，T_1WI 低信号，T_2WI 等、高混杂信号或高信号，抑脂序列表现为明显的高信号。

② 死骨表现为病变内散在斑点状 T_1WI、T_2WI 低信号。

③ T_2WI 会出现典型同心圆表现：中心为均匀高信号的干酪样坏死，形态不规则；外侧为环形薄层低信号的纤维组织带；最外侧为高信号、宽窄不等的水肿带。

【报告范例】

报告书写：右胫骨远端前缘干骺端可见一不规则形骨质破坏区，病灶通过骺板向胫骨远端骨骺内侵犯，病变边界较清，在 T_1WI 为低信号，T_2WI 为高信号，抑脂序列为高信号，病变周围骨质内可见长 T_1、稍长 T_2 信号水肿区，右踝关节间隙内可见长 T_1、长 T_2 信号影（图 10-6-1）。

【报告技巧与提示】

① 注意描述病变的发生部位，是否跨越骺线及侵及关节，可与急性骨髓炎鉴别，后者

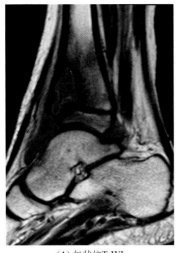
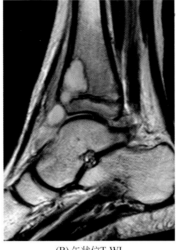
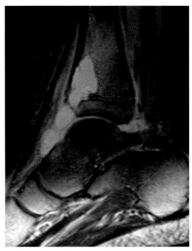

(A) 矢状位 T_1WI (B) 矢状位 T_2WI (C) 矢状位 PDWI

图 10-6-1 右侧胫骨干骺端结核，右踝关节积液

很少跨越骺线侵犯骨骺。

② 注意描述骨质破坏范围、砂粒状死骨及周围软组织的改变。

③ 若出现典型"同心圆"表现，报告中应特别强调。

④ 应进一步行肺 CT 检查原发病变。

二、脊椎结核

【临床线索】

脊椎结核是最常见的骨关节结核，以青壮年为好发年龄段。腰椎为最好发部位，胸椎次之，颈椎较少见。全身症状主要表现为低热、乏力等全身结核中毒症状。脊柱活动受限，出现腰背部疼痛、脊柱畸形。如压迫脊髓则表现为相应脊髓神经感觉运动障碍；颈椎结核形成咽后壁脓肿，可压迫食管和气管，引起吞咽困难和呼吸不畅；下胸椎及腰椎结核形成的腰大肌脓肿可流注入髂窝。

【检查方法】

脊柱不同层面的 T_1WI、T_2WI 及抑脂序列。

【MRI 征象】

① 骨质破坏：主要累及椎体，椎体可塌陷变扁呈楔形，骨破坏区在 T_1WI 上呈低信号，T_2WI 为混杂高信号，骨破坏区周围骨髓水肿，表现为 T_1WI 低信号，T_2WI 高信号。

② 椎旁脓肿：多为边界清楚的长 T_1、长 T_2 信号影，脓肿周围包绕纤维和肉芽组织形成的脓肿壁，T_1WI 呈等或稍低信号，T_2WI 为混杂略高信号。

③ 间盘破坏：椎体终板破坏，椎间隙变窄，受累椎间盘呈 T_1WI 低信号，T_2WI 高信号。

④ 椎管受累：椎体破坏后所致的脊柱后突畸形和骨碎片后移可导致骨性椎管狭窄，脊髓压迫。若形成椎管内硬膜外脓肿，亦可压迫脊髓。

⑤ 增强扫描：脓肿壁可强化，受累椎体及椎间盘亦可见不均匀强化。

【报告范例】

报告书写：胸椎曲度及序列尚可，胸 6 椎体楔形变，其下缘及胸 7 椎体上缘骨皮质破坏，胸 6、7 椎体内呈长 T_1、稍长 T_2 信号影，胸 6、7 椎间隙明显变窄，其椎间盘破坏，T_2WI 呈高信号。胸 6、7 椎体旁及椎管内硬膜外可见条状长 T_1、长 T_2 信号影，邻近脊髓受压改变（图 10-6-2）。

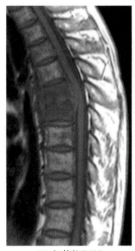
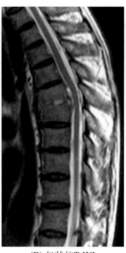
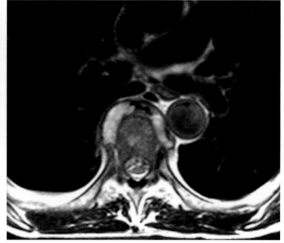

(A) 矢状位T_1WI (B) 矢状位T_2WI (C) 轴位T_2WI

图 10-6-2　胸椎结核

【报告技巧与提示】

① 注意描述累及椎体、椎间盘的数目和范围。

② 描述椎旁脓肿的侵及范围，是否压迫临近组织器官。

③ 椎间盘的破坏和冷脓肿的形成对脊柱结核的诊断具有一定特异性，报告中应明确强调。

④ 应进一步行肺 CT 检查原发病变。

三、关节结核

【临床线索】

关节结核多见于儿童及青少年，好发于负重大活动多的髋关节和膝关节。临床可有低热、盗汗、体重减轻等全身结核中毒症状，病程进展较缓慢，局部症状为关节疼痛、肿胀及活动受限，周围肌肉痉挛、萎缩，严重者可致关节畸形。

【检查方法】

关节不同层面的 T_1WI、T_2WI 及抑脂序列，若为骨型关节结核，扫描范围应包括邻近长管状骨。

【MRI 征象】

① 关节结核分为骨型及滑膜型，MRI 能早期发现滑膜型关节结核中的滑膜增厚和关节积液，以及骨型关节结核中关节软骨及软骨下骨的骨质破坏。

② 早期，关节囊内可见大量积液，呈均匀的长 T_1、长 T_2 信号，滑膜增厚呈 T_1WI 低信号，T_2WI 略高信号，增强扫描增厚的滑膜明显强化。

③ 关节腔内及骨质破坏区的结核性肉芽组织在 T_1WI 为均匀低信号，T_2WI 呈等、高混杂信号，增强扫描强化明显，内可见无强化低信号的干酪样坏死灶。

④ 关节软骨破坏表现为软骨不连续，碎裂或大部分消失。关节周围的结核性脓肿呈

T_1WI 低信号，T_2WI 高信号。

【报告范例】

报告书写：右肱骨头形态不规整，关节面下多发结节状稍长 T_1、稍长 T_2 信号骨质破坏影，抑脂序列呈显著高信号，右肩关节腔内见模糊稍长 T_1、稍长 T_2 信号影，关节间隙扩大，关节周围软组织肿胀，腋下见多发大小不等淋巴结影。余组成右肩关节之肩胛骨关节盂形态骨质信号未见异常（图 10-6-3）。

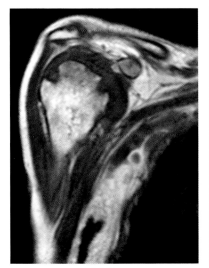
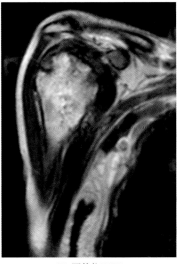
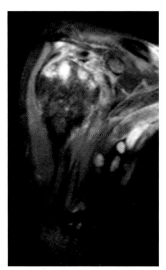

(A) 冠状位T_1WI　　　　　　(B) 冠状位T_2WI　　　　　　(C) 冠状位PDWI

图 10-6-3　右肩关节结核

【报告技巧与提示】

① 两种不同类型的关节结核表现不同，应分别重点描述以便鉴别诊断。

② 骨型关节结核应注重描述病变侵及范围及骨质破坏区大小。

③ 滑膜型关节结核中增厚的滑膜与关节积液不易鉴别时，应进一步 MR 增强检查，前者强化明显。

④ 应进一步行肺 CT 检查原发病变。

第七节　骨　肿　瘤

一、骨血管瘤

【临床线索】

骨血管瘤组织学上分为海绵型及毛细血管型，前者好发于颅骨和脊柱，后者以扁骨和长骨干骺端多见。骨血管瘤可发生于任何年龄段，以中年多见，起病慢，症状轻，多无明显症状，可有局部压痛及相应压迫症状。

【检查方法】

T_1WI 和 T_2WI 及抑脂序列。

【MRI 征象】

T_1WI 和 T_2WI 上均为高信号，椎体的骨血管瘤，其内可见粗大而松散的低信号骨小梁，在横断面上表现为低信号的斑点，在矢状面或冠状面上表现为低信号的栅栏状。长骨的骨血管瘤，血管丰富者可显示为骨髓腔内点状和短条状的低信号。

【报告范例】

报告书写： 胸椎序列整齐、曲度正常。胸 5 椎体呈短 T_1、长 T_2 信号影，椎体的高信号间可见纵行条状低信号影，呈栅栏状改变，抑脂序列呈明显高信号，横断面可见散在斑点状低信号。余各椎体信号未见异常，椎间隙未见狭窄，椎管内未见异常信号影（图 10-7-1）。

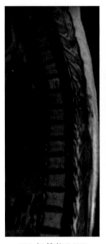 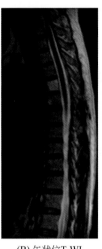 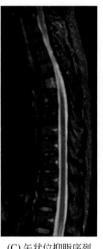 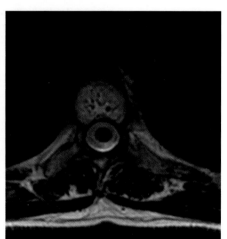

(A) 矢状位T_1WI (B) 矢状位T_2WI (C) 矢状位抑脂序列   (D) 胸5椎体轴位T_2WI

图 10-7-1　骨血管瘤

【报告技巧与提示】

① 骨血管瘤短 T_1、长 T_2 的信号及栅栏状改变较具特征性，应特殊强调。

② 骨血管瘤应与骨内局灶性脂肪沉积鉴别，抑脂序列前者高信号，后者低信号。

二、骨巨细胞瘤

【临床线索】

骨巨细胞瘤又称破骨细胞瘤，是一种有局部侵袭性的肿瘤，大部分为良性，部分生长活跃，也有少数一开始即为恶性。以 20～40 岁常见，男女发病率相似，好发于骨骺已闭合的四肢长骨骨端，以股骨远端、胫骨近端和桡骨远端多见。主要临床表现为局部疼痛、肿胀和压痛，肿瘤较大时可有局部皮肤发热和静脉曲张，骨质膨胀变薄时，压之可有捏乒乓球感。

【检查方法】

T_1WI 和 T_2WI 及抑脂序列。

【MRI 征象】

① 肿瘤表现为膨胀性偏心性骨破坏，边界清楚，瘤体在 T_1WI 呈低或中等信号，在 T_2WI 上多为高信号。

② 坏死囊变区在 T_1WI 信号较低，而在 T_2WI 呈显著高信号。

③ 肿瘤内出血在 T_1WI 和 T_2WI 上均为高信号，液-液平面在 T_1WI 上下部信号高于上部，而在 T_2WI 上则相反。

④ 增强扫描肿瘤可有不同程度的强化，而坏死囊变区无强化。

【报告范例】

报告书写：右股骨远端内侧可见一类圆形异常信号影，边界清楚，T_1WI 上呈不均匀低信号，T_2WI 上呈高信号，内可见多个囊性更高信号影，病变内侧边缘突出骨轮廓，邻近骨皮质不连续，病变远端达右膝关节面。余组成右膝关节之胫骨近端、腓骨小头以及髌骨形态、骨质信号未见异常。膝关节和髌骨、股骨关节之关节面光整，前后交叉韧带走形清晰，信号无异常。内外侧副韧带无肿胀，信号正常。髌韧带形态、信号无异常；内外侧半月板形态信号无异常。右膝关节腔内可见条带状长 T_1 长 T_2 信号影（图 10-7-2）。

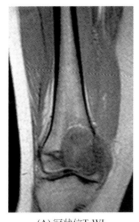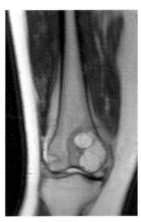

图 10-7-2　骨巨细胞瘤

(A) 冠状位T_1WI　　(B) 冠状位T_2WI

【报告技巧与提示】

① 注意描述肿瘤的发病部位及范围，其好发于骨骺闭合的骨端及膨胀性生长具有一定特异性。

② 肿瘤的信号无特异性，但多囊性及液-液平面具有诊断意义，应特殊描述。

③ 应注意有无恶性倾向，如侵入邻近软组织形成肿块，瘤周水肿较重等。

三、骨肉瘤

【临床线索】

骨肉瘤是一种最常见的恶性骨肿瘤，多见于 11～20 岁的青少年，男多于女，好发于股骨、胫骨、肱骨的干骺端。主要临床症状为局部进行性疼痛、肿胀和功能障碍，多为持续性，逐渐加剧，夜间尤甚，并伴有全身恶病质。肿瘤表面皮温增高并伴有浅静脉怒张。病变进展迅速，早期即可远处转移。

【检查方法】

T_1WI 和 T_2WI 及抑脂序列。

【MRI 征象】

① T_1WI 上呈不均匀低信号或混杂信号，T_2WI 上呈不均匀高信号，边缘一般比较清楚，外形不规则，肿瘤周围可见片状长 T_1、长 T_2 信号的水肿。

② 肿瘤骨在 T_1WI 和 T_2WI 上都表现为低信号，出血在 T_1WI 上表现为圆形或斑片状高信号，T_2WI 上表现为中等到略高信号，液化坏死在 T_1WI 显示为低信号，T_2WI 显示为高信号，可形成液-液平面。

③ 骨皮质破坏在 T_2WI 上显示最好，表现为低信号的骨皮质内含有高信号的肿瘤组织，从而出现骨皮质中断。冠状位或矢状位图像上可显示位于低信号的骨皮质和稍高信号的软组织之间的较低信号骨膜三角。

④ 肿瘤侵犯软组织形成长 T_2 信号的肿块，与周围略低信号的肌肉组织形成良好对比。

⑤ 增强扫描显示肿瘤早期边缘强化，晚期可显示肿瘤组织不均匀强化，与周围组织分界更清楚。

【报告范例】

报告书写： 右股骨中下段可见大片状骨质破坏，边界尚清，形态不规则，在 T_1WI 上为不均匀的低信号，T_2WI 上为不均匀的高信号，肿块突破内侧骨皮质向周围软组织内生长，可见不规则的肿瘤骨形成及低信号的骨膜三角。右膝关节关节面光整，关节腔未见积液（图 10-7-3）。

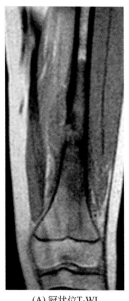 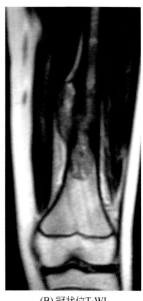

(A) 冠状位T_1WI　　　　(B) 冠状位T_2WI

图 10-7-3　骨肉瘤

【报告技巧与提示】

① 报告应注意描述肿瘤的大小、范围及与邻近组织关系，有利于指导完整切除肿瘤。

② 应注意各型骨肉瘤的不同 MRI 表现，及与其他恶性肿瘤的鉴别。

③ 患者血清碱性磷酸酶常升高。

④ 对确诊患者，应行肺 CT 除外转移，条件允许可进一步 PET-CT 检查。

四、骨髓瘤

【临床线索】

骨髓瘤是一种起源于骨髓浆细胞的恶性肿瘤，常见于 40 岁以上男性，单发或多发，好发部位依次为颅骨、脊椎、骨盆、肋骨、胸骨、股骨等。临床表现为进行性骨痛，以胸背部和腰骶部常见，并伴有贫血和恶病质。

【检查方法】

T_1WI 和 T_2WI，以抑脂序列为主。

【MRI 征象】

根据受累骨髓在 T_1WI 上的表现分为 5 种类型。

① 正常型：未见异常信号。

② 弥漫型：T_1WI 表现为弥漫性低信号，T_2WI 为弥漫性高信号。

③ 局灶型：T_1WI 呈大小、数目不等、形态不规则的低信号，T_2WI 为高信号。

④ 混合型（弥漫＋局灶型）：T_1WI 呈弥漫性低信号背景下可见灶状更低信号灶，T_2WI 呈不均匀高信号。

⑤ "胡椒盐"型：T_1WI 呈弥漫性斑点状高、低混杂信号，T_2WI 呈弥漫性斑点状低、等混杂信号。

病变破坏骨皮质可形成局部软组织肿块。脊椎受累常发生病理性压缩骨折，椎间隙正常。可形成椎管内硬膜外肿块，致使椎管狭窄、脊髓受压。

【报告范例】

报告书写：双侧髂骨、股骨可见散在斑片状及条片状异常信号影，边界尚清，T_1WI 呈低信号，脂肪抑制序列呈显著高信号。余构成骨盆诸骨包括耻骨、坐骨及骶骨形态信号未见异常。双侧髋关节关节间隙无变窄，关节腔无明显积液，关节周围软组织信号无异常（图 10-7-4）。

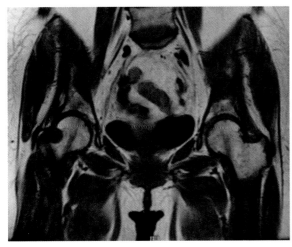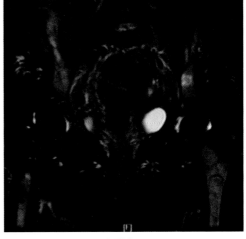

(A) 冠状位T_1WI　　　　　　　　　　　　　(B) 冠状位STIR

图 10-7-4　骨髓瘤

【报告技巧与提示】

① 描述病灶的数目、分布及侵犯范围。

② 对于老年患者，多发骨髓瘤很难与转移瘤鉴别，"胡椒盐"改变有助于骨髓瘤的诊断，应特殊描述。

③ 生化检查可见尿 Bence-Jones 蛋白阳性，血清球蛋白增高。

五、转移性骨肿瘤

【临床线索】

转移性骨肿瘤是指癌、肉瘤或其他恶性肿瘤转移至骨骼的一种病变，以上皮组织来源的癌转移多见，最常见为乳腺癌、前列腺癌、肺癌、肾癌。中老年患者多见，病变常为多发，以脊柱、肋骨、骨盆、肱骨、肩胛骨多见，四肢远端骨质较少累及。主要临床表现除原发病灶的症状、体征外，可有局部或全身骨质疼痛，可出现软组织肿块，合并病理性骨折，同时伴有全身恶病质。

【检查方法】

T_1WI 和 T_2WI、抑脂序列及弥散加权成像（DWI）。

【MRI 征象】

转移性骨肿瘤最好发于红骨髓区或松质骨内，表现为形态多样的异常信号影。

① 溶骨性病灶在 T_1WI 呈低信号，T_2WI、抑脂序列为高信号，增强后有强化。

② 成骨性病灶在 T_1WI 和 T_2WI 上均为低信号，增强后可为轻度强化或无强化。

③ 骨转移瘤可合并有软组织肿块，极少有骨膜反应，如合并病理性骨折则可能会有骨膜反应，呈 T_1WI、T_2WI 骨皮质外均匀或不均匀低信号的长条状影。

④ 少数扁骨、骨干囊状膨胀性骨转移瘤，T_1WI 呈等信号或不均匀信号，T_2WI 高信号，周边可见低信号环绕，增强后有强化。

⑤ 脊椎广泛受侵常易并发病理性压缩骨折，椎旁多可见局限性对称性软组织肿块，椎间隙正常，椎弓根多受侵蚀、破坏。

【报告范例】

报告书写：胸椎曲度及序列正常，椎体形态正常，胸 3 椎体内可见一类圆形长 T_1、短 T_2 信号影，胸 8 椎体内可见模糊片状异常信号，T_1WI 呈低信号，T_2WI 呈高低混杂信号，抑脂序列呈高信号。余胸椎椎体信号未见异常。各椎间盘形态信号未见异常，椎间盘未见明显突出与膨出征象。硬膜下腔无狭窄变形，脊髓形态、信号无异常（图 10-7-5）。

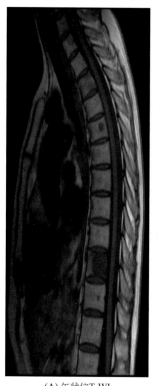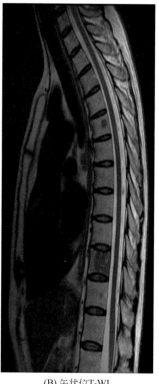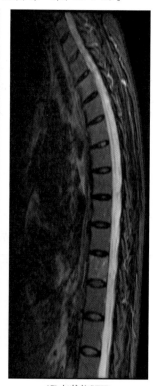

(A) 矢状位T₁WI   (B) 矢状位T₂WI   (C) 矢状位STIR

图 10-7-5　转移性骨肿瘤

【报告技巧与提示】

① 描述病灶数目、分布、大小及侵及范围。

② 病变常多发，引起广泛性骨质破坏时，血清碱性磷酸酶可增高，这有助于同多发性骨髓瘤鉴别，后者正常。

③ 单发转移瘤少见，诊断有一定困难，尤其是发生于长骨的溶骨性转移瘤，需与原发性肿瘤鉴别。

通常转移瘤病史短、发展快，多无骨膜反应，很少出现软组织肿块，易发生病理性骨折，发病年龄高等有助于诊断的确立。

第八节　软组织疾病

一、半月板损伤

【临床线索】

半月板损伤多发生在青少年，膝关节屈曲时突然旋转或内翻、外翻引起半月板撕裂，老年人无明显外伤史，多由退变后引起。临床表现为膝关节疼痛、活动受限、弹响等。

【检查方法】

矢状位和冠状位，常采用 T_2WI 和 STIR。

【MRI 征象】

正常半月板在 T_1WI 及 T_2WI 上均为均匀的低信号，半月板损伤表现为相对的高信号影。根据高信号影的形态以及是否延及半月板上下缘分为三级。

Ⅰ级（早期退变或变性），表现为半月板内一个或多个点状或椭圆形高信号影，未延伸到关节面。

Ⅱ级（严重退变或变性），半月板内水平线样高信号，未达关节面，可延伸至关节囊缘。

Ⅲ级（半月板撕裂），半月板内线样高信号至少延伸到一个关节面。

桶柄样撕裂通常发生于内侧半月板，是一种特殊的垂直纵形撕裂伴有分离，其内部的碎片（柄）移向膝关节髁间切迹，半月板体部正常的"蝴蝶结"表现消失，其周围部（桶）可表现为缩小的三角形，形成小半月板。

【报告范例】

报告书写：组成左膝关节之股骨远端、胫骨近端与腓骨小头以及髌骨形态、骨质信号未见异常。膝关节和髌骨股骨关节之关节面光整，前后交叉韧带走形清晰，信号无异常，内外侧副韧带无肿胀，信号正常；髌韧带形态、信号无异常；于 STIR 序列上，左膝内侧半月板前后角形态正常，呈三角形，前角内可见斑点状高信号影，后角内可见线条状高信号，达关节囊缘，未累及关节面。外侧半月板形态、信号无异常。髌上囊和关节腔未见积液影。关节周围软组织未肿胀（图 10-8-1）。

【报告技巧与提示】

① 半月板前角和后角水平撕裂在矢状面显示最佳，体部水平撕裂在冠状位显示最佳。

② 必须有明确的线状高信号达到关节面才能诊断为撕裂，否则应谨慎诊断。

③ 儿童或青少年因半月板边缘血供丰富，正常半月板内可见Ⅰ级、Ⅱ级信号，应特殊注意。

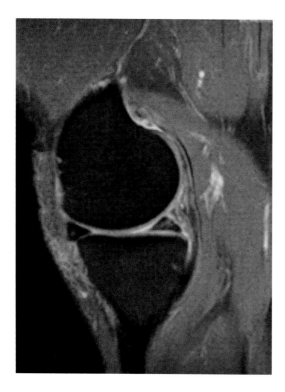

图 10-8-1 左膝内侧半月板前角
变性、后角损伤（矢状面 STIR）

④ 一些小韧带或肌腱与半月板邻近处可产生类撕裂性信号，应注意鉴别。

⑤ 半月板撕裂可产生并发症，如半月板囊肿、脱位等。

二、韧带与肌腱损伤

【临床线索】

韧带与肌腱损伤多发生于急性创伤，如撕裂伤、切割伤等，少数也可发生在长期劳损基础上。临床表现为局部软组织肿胀、疼痛、压痛甚至皮下淤血，相应关节活动受限。完全断裂时，施加外力可出现关节异常活动。

【检查方法】

T_1WI 和 T_2WI 及抑脂序列（STIR）。

【MRI 征象】

正常的韧带和肌腱在 MRI 所有序列成像上均表现为条带状低信号影，边缘清楚光滑，在不同体面成像时可显示其完整或斜行或断面的影像。损伤的韧带和肌腱，根据损伤程度，可分为挫伤、不完全撕裂和完全撕裂。

① 挫伤表现为韧带或肌腱单纯肿胀，但仍连续性完整。

② 不完全撕裂表现为韧带或肌腱外形增粗、肿胀，边缘不规则，其内出现横行线状或不规则的高信号影，但仍可见部分低信号的纤维影保持连续性。

③ 完全撕裂表现为韧带或肌腱带状低信号结构完全中断，断端可回缩，断裂处可为血肿或炎性组织填充，呈混杂长 T_1、长 T_2 信号，可合并肌腱韧带附着处的撕脱骨折及关节内出血或积液。

【报告范例】

报告书写：组成左膝关节之股骨远端、胫骨近端与腓骨小头以及髌骨形态、骨质信号未见异常。膝关节和髌骨股骨关节之关节面光整，左膝前交叉韧带明显肿胀、增厚，边缘模糊，信号增高，其胫骨止点软骨下可见斑片状高信号；后交叉韧带走形清晰，信号无异常；内外侧副韧带无肿胀，信号正常；髌韧带形态、信号无异常；内外侧半月板形态、信号无异常。左膝关节腔及髌上囊内可见液性信号影，周围软组织肿胀（图 10-8-2）。

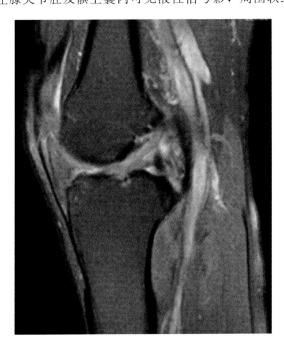

图 10-8-2 左膝关节前交叉韧带完全撕裂，左膝关节腔积液（矢状位 STIR）

【报告技巧与提示】

① 要了解主要韧带和肌腱的走行及起止点。

② 要多层面、多序列的观察韧带和肌腱的形态及信号改变。

③ 韧带和肌腱损伤常伴有邻近骨质和软组织的损伤，应注意描述。

第九节 软组织肿瘤

一、血管瘤

【临床线索】

血管瘤是常见的软组织良性肿瘤之一，生长缓慢，青年人好发，病理上可分为毛细血管型、海绵型、静脉型和混合型，多位于表浅部位，少数位于深部组织。毛细血管瘤型外观较特征，常见于皮肤和皮下，呈紫红色隆起性包块，边界清楚。其他类型血管瘤一般呈不规则的隆起或软组织肿胀，表现为压迫症状。

【检查方法】

T_1WI、T_2WI 及抑脂序列，必要时行动态增强扫描。

【MRI 征象】

① 平扫，血管瘤在 T_1WI 上表现为形态不规则、境界不清楚、信号比肌肉略高的肿块，毛细血管瘤和小的血管瘤 T_1WI 信号可不高；T_2WI 上肿瘤为高信号，高于皮下脂肪，且病

变的形态和范围均比 T_1WI 清楚。T_1WI 和 T_2WI 上高信号区是瘤内扩张的静脉、海绵状间隙内血液淤积、血栓形成、脂肪成分存在造成。瘤内出现蚯蚓状、斑点状低信号，是由于快速血流的小血管、静脉石及纤维间隔引起。

② 增强扫描，血管瘤呈中度到重度强化，取决于血管瘤内血流速度及增强扫描的开始时间，增强后血管瘤的信号较 T_1WI 更趋均匀。

【报告范例】

　　报告书写：右大腿外侧肌间隙内见一梭形肿物影，T_1WI 边界不清，T_2WI 边界较清，病变呈长 T_1、长 T_2 信号，病变内可见散在点状、短条状高信号影及蚯蚓状、斑点状低信号影。股骨骨质形态及信号未见明显异常改变，髋关节结构未见异常。皮下软组织未见异常肿胀。邻近膝关节腔未见积液影（图 10-9-1）。

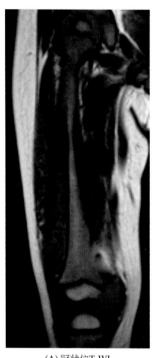 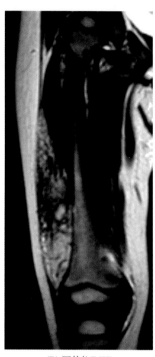

图 10-9-1　血管瘤

(A) 冠状位T_1WI　　　　　　　　(B) 冠状位T_2WI

【报告技巧与提示】

① 描述病变的大小、形态、范围及信号特定，包括血管成分与非血管成分特征，比如流空信号、脂肪及钙化信号等。

② 注意描述病变增强扫描"渐进性"强化的特征。

③ 观察病变对周围骨质及软组织压迫及侵犯情况。

二、脂肪瘤

【临床线索】

脂肪瘤是最常见的软组织肿瘤，由分化成熟的脂肪组织构成，30～50 岁最多见，女性多于男性，常单发，临床表现为生长缓慢的无痛性圆形肿块，触诊界清，一般无疼痛，多为压迫邻近组织及器官而产生症状。

【检查方法】

T_1WI、T_2WI 及抑脂序列。

【MRI 征象】

平扫，表现为圆形或类圆形、边界清楚的短 T_1、中长 T_2 信号区，应用抑脂序列，病变转变为低信号；瘤内可有纤维分隔，厚度小于 2mm，在 T_1WI 和 T_2WI 上均呈稍低信号。

② 增强扫描，肿瘤本身无强化，瘤内分隔轻度强化。

【报告范例】

报告书写：右股骨中段前外侧肌群内可见一长椭圆形短 T_1、长 T_2 信号影，病变边界清楚，内信号均匀，脂肪抑制序列呈低信号改变。邻近股骨骨质形态及信号正常（图 10-9-2）。

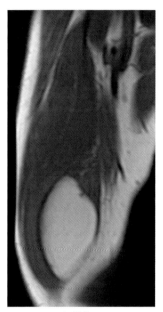 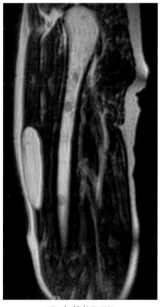 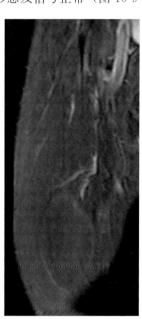

(A) 冠状位T_1WI (B) 矢状位T_2WI (C) 冠状位STIR

图 10-9-2 右股骨中段脂肪瘤

【报告技巧与提示】

① 描述肿瘤的位置、形态、信号及和周围组织的关系，应特别强调应用抑脂序列后肿瘤的特征性信号改变。

② 对可疑的信号不均或边缘欠光滑的肿瘤，应建议进一步增强检查。